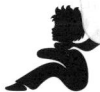

成长也是一种美好

ぼけの壁

伴你老去的智慧

[日]和田秀树◎著

张晶晶◎译　韩璎◎审校

人民邮电出版社

北京

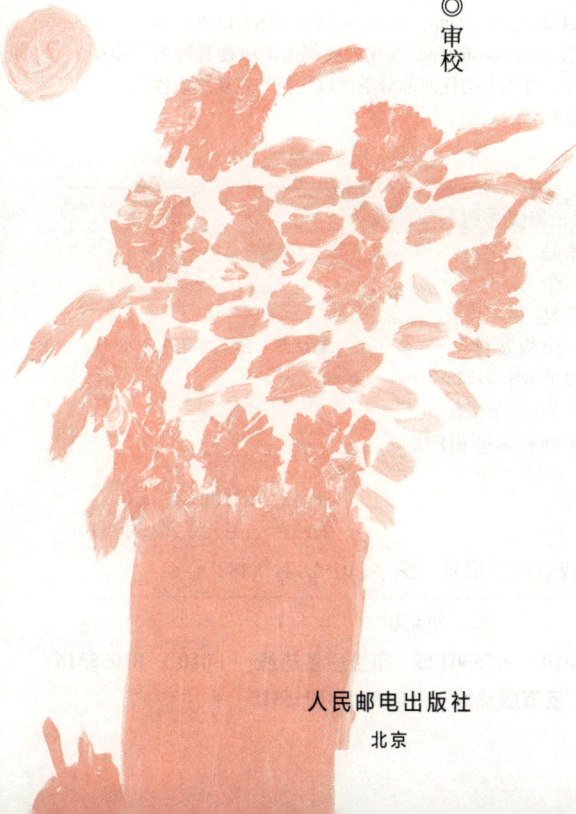

图书在版编目（CIP）数据

伴你老去的智慧 ／（日）和田秀树著；张晶晶译．
北京 ：人民邮电出版社，2025. -- ISBN 978-7-115
-66076-3

Ⅰ．R339.34

中国国家版本馆 CIP 数据核字第 2025R2G726 号

版权声明

◆　　著　　［日］和田秀树
　　　　译　　张晶晶
　　责任编辑　王　微
　　责任印制　周昇亮

◆ 人民邮电出版社出版发行　　　　北京市丰台区成寿寺路 11 号
　　邮编 100164　　电子邮件 315@ptpress.com.cn
　　网址 https://www.ptpress.com.cn
　　天津千鹤文化传播有限公司印刷

◆ 开本：787×1092　1/32
　　印张：6.75　　　　　　　　　　2025 年 10 月第 1 版
　　字数：150 千字　　　　　　　　2025 年 10 月天津第 1 次印刷
　　　　著作权合同登记号　图字：01-2024-5488 号

定　价：49.80 元

读者服务热线：（010）67630125　印装质量热线：（010）81055316
反盗版热线：（010）81055315

前　言

　　我常年从事老年人精神医学领域的工作，说实话，我从来没想过失智症^①患者的人数会增长到这个地步——日本的失智症患者已经快要突破 1000 万人了。

　　据日本厚生劳动省^②推测，截至 2025 年，"团块世代^③"群体将全部迈入 75 岁高龄，届时失智症患者将达到 730 万人。如果再算上轻度认知障碍（mild cognitive impairment，MCI）患者，那么这个数字一

---

① 由各种原因引起脑部病变而导致的认知功能障碍。在不涉及医学术语时，本书将主要使用"失智症"来阐述相关病症。——编者注

② 日本负责医疗卫生和社会保障的主要部门。——译者注

③ 专指日本在 1947 年到 1949 年出生的一代人，是第二次世界大战后日本出现的第一次婴儿潮人口。——译者注

定会超过 1000 万。而且，MCI 患者中有 60% 的患者病情可能会在 3 年内发展为失智症。

同样值得注意的还有"老年抑郁症"，该病与失智症一样，是老年人的"大脑宿敌"。我推测日本目前患有老年抑郁症及有该倾向的患者至少有 300 万人。

截至 2021 年，日本老年人有 3640 万人，而老年人有相当高的概率患上抑郁症和失智症中的一种，甚至同时患上两种。

所以我认为，70 岁以上老年人的生活质量与如何预防、对抗这两种疾病息息相关。甚至可以这样说，预防以上两种疾病，维护脑部健康，是跨越 80 岁这道"人生一大坎儿"的核心任务。

很遗憾，现代医学手段是无法彻底预防和完全治愈失智症的。但是，我也掌握了很多能够在一定程度上预防或延缓病情发展的方法。

伴你老去的智慧

另外，老年抑郁症则是比较容易应对的疾病。通过现代医疗或根据相关医学知识来改善生活习惯，能够在很大程度上达到预防和治疗的效果。

即使没有这样那样的疾病，老年人的脑部也是随着年龄增长而逐渐萎缩、衰退的，但可以通过改善生活方式来延缓衰老进程。大脑是人体内生命力较强的器官，如果能每天加以养护，它是不会轻易衰退下去的。

在此我想强调一件事，预防脑部老化最好的特效药就是"活出自我，活出快乐。"从预防医学的角度来讲，愉悦的生活方式是能够预防失智症或延缓其发展的。

人生的每一天都是"往后最年轻的一天"。在认识到自己衰老的同时，不要放弃自己，不要混沌度日，去做自己当下能够做到的事并好好享受，就能延长自己大脑的寿命。

本书将会主要介绍老年失智症和老年抑郁症的相关知识（症状、治疗方法和预防办法等），以告诉人们如何跨越"80岁一大坎儿"。之前我所著的《百岁生活》讲述了如何维护包括大脑在内的身体健康，从而实现强身健体；而这本书则聚焦大脑，介绍如何通过大脑的保健来维持健康体魄，颐养天年。

　　通俗地讲，老年失智症与老年抑郁症就是80岁最大的"坎儿"。我希望通过这本书，帮助读者们轻松翻越这道"坎儿"，过上幸福、愉快的老年生活。

和田秀树

2022 年 11 月

目录

1

第 1 章
翻越衰老这道坎儿
——克服不安与恐惧

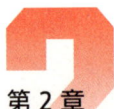

2

第2章
如何陪伴日渐老去的父母

—— 一定要避免两代人两败俱伤

3

第 3 章
被低估的心灵之伤
——守护珍视的家人

4

第 4 章
积极生活，延长脑部寿命

——过了 60 岁就活得随性点

第 1 章

翻越衰老这道坎儿

——克服不安与恐惧

▸ 首先，让我们消除一些"误解"

人们虽然对"失智症"并不陌生，但是对这一疾病误会颇深。在本书的开头，我想先为读者们消除关于失智症的三个误解。

第一个误解，是认为"只要得了失智症，病情就会快速恶化"。

说到失智症，很多人似乎觉得这种疾病"会在一两年内迅速恶化，患者到最后连自己家人都认不出来"。有这样的印象，大多是受到了某些电影或电视剧的影响。很多以失智症为题材的作品，为了让故事情节更戏剧性地展开，通常会按照前面所说的印象去设计剧情。

如渡边谦先生饰演的《明日的记忆》的主角、

在日本风靡一时的韩国电影《我脑中的橡皮擦》的主角，他们的失智症都是在短期内恶化的。但是，这两部电影的主角一个是 49 岁，一个是 27 岁，也就是说，他们的故事其实是以"早发型阿尔茨海默病"[①]为题材的。

的确，早发型阿尔茨海默病的病情大多会迅速恶化，但 65 岁以上的"老年失智症"一般为晚发型阿尔茨海默病，通常不会像我们在电视剧中看到的那样急剧恶化（虽然如今 65 岁这个年纪在人们的印象中还不算老，感觉 80 岁以上的才算老人，但 65 岁以上的发病已经属于"晚发型阿尔茨海默病"的范畴了）。早发型阿尔茨海默病与晚发型阿尔茨海默病的恶化速度是截然不同的，哪怕从我们专业医生

[①] 阿尔茨海默病的英文为 Alzheimer's Disease，简称 AD，是失智症的常见类型。——译者注

的角度来看，也觉得它们之间的差距大得好像本来就不属于同一类疾病。

大多数情况下，老年失智症的病情发展是缓慢的。它是一种个体差异很大的疾病，虽然极少数老年失智症患者也有病情快速恶化的情况，但总体来说，大多数患者的病情会在平均 10 年内缓慢发展，直到生命的最后。

事实上，造成老年失智症的"致病蛋白"是从 40 多岁开始累积的。

举个例子，在**所有失智症中约占 60% 的阿尔茨海默病**，其致病原因——β - 淀粉样蛋白，在很多病例中从发病 20 年前就开始在体内累积了。

所以，即使患者是在 70 岁左右被临床诊断为阿尔茨海默病的，它病理学意义上的发病年龄（也就是 β - 淀粉样蛋白开始累积的时间）应该是在 50 岁左右。患者就是在这 20 年期间由健康状态转变为轻度认知障碍，再逐渐发展至阿尔茨海默病。

　　阿尔茨海默病就是这样一种病程长且缓慢发展的疾病。就像前面说的那样，很多阿尔茨海默病患者从病理学发病到死亡，甚至会经过 30 余年时间。

　　当然，在这个过程中，患者本人、家属以及医生都可以采取很多措施来缓解病情。现在还有很多人觉得被确诊为阿尔茨海默病就"一切都完了"，其实这是很大的误解。

伴你老去的智慧

▶ 得了阿尔茨海默病后只会
"老实待着"

关于失智症的第二个误解就是"得了阿尔茨海默病的人会大吵大闹、胡言乱语",这也是一种想当然的想法。其实刚好相反,阿尔茨海默病是一种会让人"变得沉默"的疾病。

有些阿尔茨海默病患者确实会大吵大闹,但大多数情况下是因为该患者还患有其他精神类疾病,从而引起了精神行为症状。这些患者最普遍的症状是"谵妄"。这是一种会让人产生幻想或妄想,且伴随冲动言行的意识障碍。精神科医生在发现患者开始大声喊叫或说胡话时,通常会怀疑是产生了谵妄症状。

确诊为阿尔茨海默病的患者通常会逐渐安静下来,变得温顺。很多患者在发病初期,周围的人甚至感觉不到他的变化，只以为是岁数大了才变得沉默寡言。在这个阶段，患者本人和家属都很难发现他得了阿尔茨海默病。

阿尔茨海默病患者就是这样，他不会做出暴力或奇怪的言行，你不会发现他"做了什么"，而会发现他慢慢"不再做了"或者"做不到了"。

或许有人觉得阿尔茨海默病患者会"四处徘徊"，这也是一个很大的误解。其实只有一小部分患者才有游走、徘徊的症状。

我为数千名失智症患者做过诊断，在 100 名患者中可能只有几名存在四处徘徊的症状。来精神科的患者，基本上是因为某些症状已经影响生活了才来就医，即便如此，其中有徘徊症状的患者大概也只占全部患者的 1%～2%。日本已经有超过 600 万名失智症患者，如果徘徊是失智症的主要症状，那么日本的大街小巷岂不都是四处游荡的老人了？

伴你老去的智慧

话说回来，会有"得了失智症就会四处徘徊"这一印象，只是因为失智症初期，很多患者会迷路罢了。

患病初期，失智症患者在行动能力方面是没有障碍的，所以也能正常外出。可是一旦稍微走远一点，或者因天色渐晚而看不清周围的环境，有一些患者就会想不起回家的路。

很多患者或多或少都引起过一两次类似的麻烦，可能正因为如此，才给人们留下了"失智症患者会到处乱跑"的印象吧。

实际上，很多患者的症状加重后，会变得沉默温顺，反而不再外出。从医生的角度来看，患者因为**长期窝在家里导致腰部、腿部缺乏锻炼，从而体质变差**，这比四处乱跑还令人担忧。

当然，失智症患者也有可能出现徘徊、骂人、暴力等行为，但这些行为都可以通过适当用药、改善与患者的交流方式等来减少，具体内容我将在第 2 章中详述。

▶ 不能长期窝在家

　　关于失智症的第三个误解，是"得了失智症，人就什么都不能做了"。

　　得了失智症的人并不是"什么都不能做"，至少在初期，只是"记不住事情"。在患病初期，失智症患者大脑的"输入能力"下降，从而导致短期记忆能力降低，病情发展下去才会逐渐失去"长期记忆"。换句话说，人在患病初期只会记不住新东西，中期以后才会忘记那些曾经熟记于心的事物。

　　再补充一下，即使记忆力衰退了，失智症早期和刚刚步入中期的患者的"智力"也还处于正常状态。这里所说的"智力"，是指判断能力和思考能力。

　　因此，即使被确诊为失智症，也有不少患者依

010
伴你老去的智慧

然能够保持正常的生活状态。事实也是如此，很多患者甚至一直在一个人生活。如果患者之前就对干家务活足够熟练，能正常使用电视、空调等电器，那么患病后他们依然可以做到这些，甚至还能读书、看杂志、写俳句[①]。

还有些老年女性患者在确诊失智症后，不仅能够正常地与人打招呼、聊天，还能照看自己的孙辈，做得还挺熟练。

同时，在人际关系方面，有些患者比患病前表现得更好，很多患者在发病后被周围的人评价"性格变好了"。

例如，某位社会地位比较高的患者，患病前性格有些高傲，爱摆架子，**但患病后性格反而变得温和**。患者不仅变得谦逊，还十分和蔼可亲，邻居甚

[①] 日本的一种古典短诗。——译者注

至跟他的夫人说："最近您先生真和善，会主动冲我打招呼呢。"

患者也许很难开始一项全新的工作，但原本熟悉的工作，尤其是程序性工作是完全能够做好的。如果患者在患病前就长年进行某项工作，那即使症状已经很严重了，他也是有可能继续工作的，因为"程序记忆"比"语义记忆"（语言或食物的名称等）更容易被记住。

在失智症患者中，有很多人仍然担任要职。想必很多人知道，美国前总统里根曾在卸任 4 年后宣布自己是失智症患者。1993 年，也就是他 82 岁那年被确诊为阿尔茨海默病，次年他向全国民众宣布了这件事。据他身边的人说，在他两届即 8 年的任期中，早在第一届的第三年，他就已经出现了失智症的症状。里根前总统的失智症病情发展较为缓慢，病发后 10 年左右才离开人世。

此外，英国前首相撒切尔也在卸任后宣布自己得了失智症。经过逆推，这位领导人同样是在任期内就有了相应症状。

英美两国曾经的领导人都有在任期间患失智症的情况。他们的记忆力可能出现过问题，但他们的智力（思考能力和判断能力）依然是正常水平，正因如此，即使他们正担负一国之首的重任，失智症也没有明显地妨碍他们工作。

因此我要重申，即使被诊断为失智症，也完全没必要绝望，认为自己这辈子完了。很多人在确诊后还是过着普通而又正常的生活。

那些较为突出的症状可以通过药物进行抑制，如今还有越来越多的机构提供**陪护服务**，而且越来越多的服务机构可以使用陪护保险①。像上面所说，

---

① 日本针对长期需要照护的人群推出的社会保险制度。——译者注

继续做自己能做到的事，是能够延缓病情发展的，是可以提高生活品质的。

　　不管你是患者的什么人，你都不要阻止患者去做他能做到的事。很多人即使得了失智症，也不会忘记自己付出多年努力而培养出的能力或技术。所以不要小瞧这些患者的大脑和身体中保留下来的能力或技术，让他们尽可能长久地继续干这些工作吧。

▸ 不可治愈，但可延缓

那么，现代医疗能治愈失智症吗？能让患者恢复到什么程度呢？——很遗憾，现在的医疗水平是不能完全治愈失智症的。

让我们回顾失智症的定义。

如果让我像医学词典那样解释，那么失智症就是"统指因脑部损伤而导致智力降低的状态"。

也就是说，失智症是这些状态的"统称"，而不是正式的"病名"。比如阿尔茨海默病和路易体痴呆等100多种疾病的"症状"都可以称为"失智症"。

实际上，临床医生在进行诊断时，如发现患者有"记忆障碍"和"判断能力障碍"，且已经"对社会生活产生影响"（也就是说"认知功能"低下并影响日常生活），就会将其确诊为失智症。

以上这些不正常的症状是由于阿尔茨海默病等疾病导致脑部"变性"而引起的，如今的医疗水平无法扭转这种"变性"。

说得更专业一些，脑变性意味着"神经细胞减少""大脑萎缩""神经递质减少""神经细胞内神经原纤维变化"。

这些变性可以通过现代医学——利用药物来延缓病情发展，但无法从根本上控制病情，并使人恢复到原来的健康状态。

因此，失智症是无法完全治愈的，但我们可以做到延缓病情发展。用药可以在不同程度上起作用，而比药物更重要的是"继续做自己还能做的事"。尤其是患病初期，让患者的生活跟过去没什么两样，能够有效控制失智症的病情发展。即使是中期以后，也可以通过继续做力所能及的事来稳定病情。

此外，如果只是在轻度认知障碍阶段，通过饮食、运动、改善生活习惯这三大辅助方法，可以有效控制失智症的全面发病，这些都是经世界上各种研究和调查认证过的。

轻度认知障碍较为显著的症状就是健忘，但论其程度，还没有对日常生活产生影响，只是处于尚未确诊失智症的"灰色地带"。在有轻度认知障碍的患者中，有 10%～15% 的患者在大约 1 年后病症会发展为失智症，有的患者则会在 5 年后发展为失智症；但也有部分患者能够恢复正常的认知水平。在后面的内容里，我会介绍在轻度认知障碍阶段控制病情发展的具体方法。

那么，为什么"继续做自己能做的事"就能延缓病情发展呢？以现在的医疗水平，很难从机制角度进行理论阐述，但专业医生们已经通过多次预防医学调查和诸多临床经验将这一方法认证为常识了。

我个人觉得，究其原因也许跟我们人类的大脑机能只使用了 10% 这一说法有关系，**哪怕是确诊了失智症，只要患者继续做能做的事，就可以激发尚未发挥作用的神经细胞，弥补那些失去的机能，也就相当于激发了大脑的潜能**，从而达到延缓病情发展的效果。

　　确诊失智症后，最忌讳的就是让患者产生"既然痴呆了，我就别……"的想法，或是身边人制止患者做事。一旦停止用脑或动手，就会加速患者失智症病情的发展。

▶ 健忘也分好坏

来找我咨询的人提问最多的就是"我家老人最近越来越健忘，是不是得失智症了"。患者本人也来问："最近我开始健忘了，该不会……"这种发生在老年人身上的健忘，也是分"良性健忘"和"恶性健忘"的。

所谓"良性健忘"是指因为年龄的增长自然而然发生的健忘。这种健忘的特征是只忘记了"过去体验的一部分"，比如忘了昨天晚饭吃了什么（过去体验的一部分），而不是忘记自己已经吃过饭了（全部体验）。

然而，一旦出现"恶性健忘"，就不只是忘记晚饭吃了什么，而是完全忘记自己吃过饭，也就是忘记了所有体验。

对正常的年龄增长所造成的"良性健忘"，只要稍加提示，马上就可以让人回想起来。比如说到昨天的晚饭，只要起个头说"不是吃了肉吗"，对方就能马上想起吃的是牛排还是烤肉。但"恶性健忘"则是整个体验都不存在于记忆中，所以即使加以提示也想不起来（见表1-1）。

表1-1　良性健忘与恶性健忘的症状

良性健忘的症状	恶性健忘的症状
忘记曾经体验的一部分	忘记整个体验
症状不会恶化	病情发展快
知道自己忘记了	不知道自己忘记了
对日常生活没有特别大的影响	显著影响日常生活
能够准确把握时间和自己所在场所	有些患者会忘记当天是星期几及自己身在何处
如果忘了拿东西会自己去寻找	东西不见了会坚信是被偷了

此外，良性健忘是从较为陈旧的记忆开始忘记，恶性健忘则是从最新的记忆开始忘记的，也就是说患者会不记得刚刚发生的事。随着病情的发展，患者甚至连刚刚说过的话、上一秒发生的事都会忘记。

而且，当本人有"自觉"，能够意识到自己健忘时，这基本上就不是失智症。如果身边有人主动说自己"最近有些健忘了"，那么他很可能不是得了失智症，而是"良性健忘"。

实际上，患者得了失智症导致恶性健忘时，会坚称"我没忘""我根本就没听说过这事儿"，丝毫意识不到是自己忘记了。

▶ 恶性健忘怎么办

　　如果你的家人频繁出现"恶性健忘"的情况，那么他很可能得了失智症，需要去找医生看看了。我将一边"实况解说"我问诊的情形，一边具体介绍应该如何诊断，如何治疗。

　　我在坐诊的时候，会在初诊阶段让家人陪着患者来诊察。其实很多时候都是家属担心患者"似乎得了失智症"，才说服他来诊室看病。在看诊前，我一般是请患者的家属来填写问诊单。

　　患者及家人来到诊室后，我会先跟本人打招呼："您好，我叫和田。您就是××吧。"然后我开始问诊：

　　"您今天哪里不舒服呢？"

这么一问，很多情况下患者会回答："没有啊，我没觉得哪里不对劲。是他（指着家人）老是让我来。"

患者总是觉得自己"非常健康""根本没有家人说得那么容易忘事"，这正是失智症中期以后的症状。如果患者是自发地、主动地来看病，我们反而会怀疑他不是得了失智症，而可能是老年抑郁症等其他疾病。这就是失智症的特征，很多患者坚信自己"没什么问题"，也坚称如此。有些患者即使周围人好心相劝，也不去看医生，直到因为其他疾病住院或住进养老院，才第一次被确诊为失智症。

我接着问："您今年高寿啊？"

这是为了了解失智症的发病程度而提出的非常重要的问题。

我在这里问的不是"出生年月日"，而是"年龄"。失智症发展到一定程度后，很多患者是回答不了这个问题的。有些人会含混地回答"我是 1942 年生的"，也有人试图思考"我是 1943 年生人，那是多大了呢……"，接着又向身边的家人求助："哎，我今年是多大岁数啊？"

患失智症可能性较大的人回答不了"年龄"这个问题，因为年龄是个每年都在变化的数字。

当失智症发展到一定程度时，很多患者即使能准确答出早已刻在脑海中的"出生年月日"，也回答不出每年都会加一的"年龄"。所以我才会问患者年龄，而不是出生年月日。

问完"年龄"后，我接下来问的是"当天的日期"或"今天是星期几"，这也是判断失智症的基本设问。如果对方**能够准确回答出当天是几月几号**，那么大概率没有得失智症。但对方若只能闪烁其词地回答"今天应该是星期天前后吧"，那就有可能是得失智症了。

伴你老去的智慧

但是，即使回答不出"年龄"和"日期"，也不能百分百确定是得了失智症，而只能怀疑是失智症，因为有人本来就对年龄和日期不敏感。

接下来，我会继续问"您今天早上吃的是什么呀""您今天是怎么过来的呀"等类似问题。

有时候我也会看季节，问对方有没有写今年的贺年卡①。如果对方说最近几年没写贺年卡，那我就会问"那你最后一次写是哪一年呢"。基本上，患者不再写贺年卡的年份跟发病的时期大致是重合的。

之后，我会再问问对方的家庭结构、子女的现居地等，由此可以大致判断出患者记忆障碍的严重程度。

---

① 日本有新年给亲朋好友寄贺年卡的习俗。——译者注

▸ 家人要记录老人的行动

与患者交谈的同时，我还会询问一同前来的家属"您是什么时候注意到他有这种情况的"，以此来了解目前病情的发展情况。

这个问题是用来区分在第 3 章提到的"老年抑郁症"的重要问题。老年失智症的病程较为缓慢，但老年抑郁症则会快速发展，所以了解了病情的发展速度，就能知道患者到底是得了老年失智症还是老年抑郁症。

以上这些都是我在问诊过程中需要了解的，所以需要家属描述患者平时的生活状态、病史和过去的性格（指健康状态下的性格）等。如果家属在平时就简单记录下了自己注意到的问题，就更方便与医生沟通。

如上所述，我对失智症患者的诊察和诊断是从"问诊"开始的，基本上不会做那些"失智症测试"。

在积累了较多临床经验后，我认为问诊比"失智症测试"的准确率更高。事实上，"失智症测试"更适用于排除失智症，而不适用于确诊失智症，所以近年来我几乎不怎么用了。

最近几年，"日常对话式认知能力评估"（CANDy）受到了医疗相关从业者的认可，这是一种不对患者造成心理压力，**从对话状态中就能评估认知能力**的方法，与以往的测试方法截然不同。下面我会介绍这种评估的重点，希望能为你提供参考。

2016 年发布的日常对话式认知能力评估，是一种通过日常对话来评估认知能力的筛查测试。医生

可以在与患者对话的过程中参考患者的以下 15 个特征及其出现频率，评估失智症病情的发展情况。

- ▷ 对话过程中总是重复问同样的问题
- ▷ 别人对他说话时，他对这些内容似懂非懂
- ▷ 对任何话题都不感兴趣
- ▷ 不会进一步展开所说的话题
- ▷ 被问问题后不予回答或含糊其辞
- ▷ 说起事来比较简短，没有连续性
- ▷ 让人感觉他很想快点结束对话
- ▷ 说话的内容笼统、不具体
- ▷ 有时需要把事情说得更加简单，他才能听懂
- ▷ 说话总是兜圈子
- ▷ 理解不了最近的时事新闻
- ▷ 不知道当下的时间、日期和季节

伴你老去的智慧

▷ 不知道接下来要做什么

▷ 说的话很多，但相比之下信息量很少

▷ 总是偏离话题，越说越远

在进行过以问诊为主的精神健康诊察后，我会再进行身体健康方面的检查。当然，我不是要用听诊器去听失智症患者的心跳之类，而是用 MRI（磁共振成像）或 CT（计算机体层成像）对脑部进行扫描，由此来辅助诊断。

通过脑部的影像学检查，主要可以判断是否存在脑梗、脑萎缩或记忆中枢"海马体"萎缩的情况。如果萎缩程度超过了该年龄的正常范围，那么患者就很有可能患失智症了。

▶ 要谨防老人迷路

失智症由恶性健忘开始，之后又会怎样发展下去呢？

如果患者还处在失智症初期，病情一般会在 10 年内缓慢发展，症状分为早期、中期和晚期三个阶段。以病程 10 年的患者为例，基本上是早期 2 年、中期 3 年、晚期 5 年，但是我的临床经验告诉我，失智症患者的个体差异还是非常大的。

那么接下来，我会具体说明失智症的病情将如何发展。

在失智症初期，患者会像之前所说的那样出现记忆障碍（恶性健忘）。记忆障碍大致分为以下两种："顺行性遗忘"（记不住新获得的信息）和"逆行性遗忘"（想不起过去记住的信息）。在这个时期，虽然患者的智力水平没有变化，但他已经发生了顺行性遗忘，因此身边的人会发现患者反复询问同一件事，忘东西、忘锁门的频率也会增加，患者还会经常因为想不起自己原来把东西放在哪里而到处寻找。

早期即将转变为中期时，有些患者会出现"定向障碍"，也就是出现不知道当下的大致时间、不知道自己身在何处的症状。此时患者还没有意识到该症状，认为"还没严重到那种地步"，于是毫无准备地出门走动，可能导致其不认得回家的路。因此与人们的印象相反，患者开始容易迷路其实是失智症早期的表现，而非晚期。

失智症发展到中期，患者就开始意识到自己的状态不对劲了。既然有了自觉就会有所行动，比如不再出远门，就算出门散步也会刻意选择同一条路，买东西也在同一家店，因此就不容易迷路了。而且在这个阶段，很多患者的外出意愿有所降低，他们不怎么外出了。

这里需要注意的是，失智症早期的患者很容易遭遇诈骗，被骗取钱财。因为患者还保有原来的智力水平，会对诈骗犯给的"甜头"有所反应，但此时患者已经丧失了部分判断力，所以被"甜头"吸引后就容易落入诈骗犯的圈套。

失智症进入中期以后，患者的病情进一步发展，这时他已经不太能听懂诈骗犯的话了，反而不太容易落入这样的金钱陷阱。

失智症还有一个特征，就是患者的性格会产生明显的变化。**有些患者的原本性格会更加突出**，比如，本来就急性子的人更加易怒，本来就缺乏安全感的人更加不安，甚至有一些本来就生活节俭的人在患病后变得更加吝啬。

还有些患者像之前讲过的，性格会变得比之前好。这可能是因为患者感觉到体质和精神的衰退，意识到自己成了弱者，从而激发了防卫本能，于是有意识地让自己更加平易近人、谦逊真诚，通过与周围的人构建良好的人际关系来确保自己的安全。

▶ 能做到的和做不到的

　　失智症发病数年后发展至中期，患者就不只是存在记忆障碍，还开始产生智力障碍了。也就是说，患者不只是记忆力出现问题，思考能力和判断能力也开始下降了。他不只是想不起自己应该记得的，也做不到之前能够做到的。

　　病程进入中期后，患者会出现以下几种症状：

▷ 无法使用之前惯用的机械

▷ 简单计算也会出现差错

▷ 听人说话只听一次会听不懂意思

▷ 无法自行选择适合当季的衣服

▷ 不知道怎么穿衣服

▷ 不知道怎么做饭，或者做的饭味道很奇怪

▷ 重复购买同一样物品

▷ 只要离开家附近的区域就容易迷路

▷ 无法正确把握时间和地点，区分不了过去与现在

▷ 开始失禁

　　失智症的表现和发展速度都是因人而异的，并不是每个患者都会出现上述所有症状。

　　特别是失智症中期的患者，个体差异真的很大，我们无法预测患者在这个时期还能做到什么，又无法做到什么：有人"很难进行日常会话，但做饭跟以前一样"，有人"人都认不出来了，但英语跟以前一样说得很流利"。同时，患者在这个时期的生活能力也不尽相同，有很多患者就算病情发展到失智症中期，也能一个人生活。

总的来说，患者在这个阶段的思维会片段化、缺乏条理性，他对新事物很难理解，也不易记住，对社会的关注也会减少。

　　因此，患者身边的家人会忽然感觉"他的痴呆更严重了"，甚至有很多人直到这个时候才急着把患者送去看病。

　　中期失智症发展到一定程度后，患者的记忆力会进一步衰退，长期记忆也开始出现异常，如忘记自己的出生年月日和出生地（故乡）；除了家人，患者见到老熟人或远亲也认不出来了。

　　该阶段有更多患者出现"定向障碍"，**不知道当下的时间及自己身处何处**，因此时常想不起家里的厕所在哪里，从而导致失禁的次数变多了。

　　也有少数患者出现"问题行为"，比如四处游走，但令人意外的是，很少有人遭遇事故导致身负重伤。这是因为即使身患失智症，患者也知道什么是危险的、什么是安全的。

　　我为失智症患者看诊的 35 年间，没有一位患者在徘徊时发生交通事故，或从高处摔落导致重伤甚至死亡（但有患者从不算高的堤坝摔下来）。这说明失智症患者知道自己目前的状况是否安全。

▶ 忘记了家人的长相

那么，失智症发展到晚期，患者会出现什么症状呢？让我将病程分为晚期的前半阶段和后半阶段来说明吧。

首先，在晚期的前半阶段，患者的身体机能开始衰退，日常生活中的很多事患者都无法完成，需要通过陪护来进行。

比如，这个阶段有越来越多的患者在穿衣服时系不好扣子，洗澡时掌握不了水温和水量，吃饭也需要别人的帮助。

到了晚期的后半阶段，患者的长期记忆会进一步减退。越来越多的患者<u>忘记自己的伴侣、孩子，想不起他们的长相和名字</u>，还有人忘记自己已经结婚了，或是忘记了自己结婚后发生过的事。但这并不代表患者就没有感情了，我会在下一章详细介绍失智症患者的心理状态。

到了晚期的最终阶段，很多患者逐渐失去对话能力，即使跟他们说话也没有回应。患者失去了交流能力，不能通过语言进行沟通，也失去了表情。

接着，患者的身体机能、运动能力也开始下降，患者需要长年卧床。同时，患者还会因吞咽机能不健全而遭遇生命危险。

▶ 阿尔茨海默病到底是什么

失智症中有大约 60% 的发病类型为"阿尔茨海默病"。"阿尔茨海默病"是病名，由此引起的症状则被称为"阿尔茨海默病性痴呆"。

"阿尔茨海默"是一位德国精神科医师的姓氏。1906 年，A. 阿尔茨海默报告了一起 56 岁女性患者的病例，该女性出现了记忆障碍、行动障碍等症状并死亡，从此这种疾病就以这位医师的姓氏命名了。

病例中的这位女性是 56 岁死亡，人们推测她是 40 多岁发病的，从现在的角度看是早发型阿尔茨海默病。但令人遗憾的是，因为这位早发型阿尔茨海默病患者被写进了该病的首份病例报告，所以全世界的人都对这种病产生了刻板印象——觉得阿尔茨海默病是一种让人"没多久就连家人都认不出"的疾病。

阿尔茨海默病与其他种类的失智症一样，发病年龄越高，病程就越慢。晚发型阿尔茨海默病的病情发展速度感觉会比自然老化稍微快一些，但如果是早发型阿尔茨海默病则完全相反，病程迅速得仿佛是另一种疾病，很多患者可能在 2 ~ 3 年以内，病情就发展到使其无法顺利与他人对话的程度了。

患上阿尔茨海默病是因为患者脑部累积了一种"致病蛋白"，名为 β - 淀粉样蛋白。这种累积过程是从发病至少 20 年前开始，发生在负责记忆的海马体周边。

阿尔茨海默病如果是晚发型的，其症状就会像之前所说的那样发展较为缓慢。阿尔茨海默病的症状也是多种多样的，但总体上可分为以下几种。

1. 记忆障碍——尤其记不住新知识或刚发生的事。

2. 定向障碍——失去对于时间、空间的基本识别能力。

3. 判断力障碍——对于当下境况的判断力减退，失去应对能力。

目前还没有能完全治愈阿尔茨海默病的药物，但是可以通过一些药物，在一定程度上起到延缓病程的作用。

2021 年，有一种药物通过了美国的批准，其主要功能是控制住认知功能的下降。据宣传，这种药物作为 β - 淀粉样蛋白抗体，可以与 β - 淀粉样蛋白相结合以使其减少，从而控制病情。但是，这种药的有效性还缺乏切实的依据，所以在欧洲和日本没有被批准上市。

这种药不在医疗保险的适用范围内，只能由患者全额负担，一年折合下来需要花费大约 600 万日元，即使在美国，它也只是部分富裕阶层才能用上的"富贵药"。2022 年 1—3 月，这种药的销售额仅为 3.8 亿日元，开发该药的企业高层为此辞职。由此可见，失智症药物的开发是很困难的。

‣ 阿尔茨海默病之外的三种失智症

如前所述，除了阿尔茨海默病，还有大约100种疾病会造成失智症状，其中，有三种疾病的发病率次于阿尔茨海默病——血管性痴呆、路易体痴呆和额颞痴呆。

▷ 血管性痴呆：大约20%的失智症状是由这种类型的疾病导致的。它是脑梗或脑出血导致供血障碍，使得脑部丧失了一部分机能而引起的。其中，有七八成是由脑梗引发。但是，并不是所有脑梗患者都会患上失智症，而在解剖血管性痴呆患者的脑部后发现，其病变与阿尔茨海默病相似，因此，个中原因尚待研究。

伴你老去的智慧

血管性痴呆患者的脑部存在脑细胞受损的部分和未受损的部分，因此其症状也具有波动性。除了记忆障碍和语言障碍，患者也有可能发生**冷漠、抑郁和易怒等性格方面的变化**。

▷ 路易体痴呆：失智症患者中约 10% 有该种疾病。它是由于一种名为路易体的特殊蛋白质聚集在大脑皮层或脑干，导致神经细胞坏死而发病。

在精神层面，路易体痴呆患者较多出现幻觉或妄想。在身体层面，患者会出现类似帕金森病的运动障碍，容易摔倒。这种痴呆在日本也有很多病例，但我无法确定占多少比例。

▷ 额颞痴呆：失智症患者中 1% ～ 5% 有这种疾

病。它是由脑部额叶及颞叶的神经细胞坏死或变性导致的。额叶是脑部负责理性思考的部分，**额叶受到损伤**后人会失去计划性，不再具有灵活性，并且出现烦躁易怒的症状。此外，因为缺乏理性思考，患者无法控制自己的行为，也有可能发生偷窃、性骚扰等反社会行为。

研究发现，不管是哪种失智症，患者在 85 岁以后脑部都会有阿尔茨海默病性的转变，所以患者会随着年龄增长出现疑似失智症晚期的症状。可是目前没有可以根治这些失智症的药物，因此我觉得区分得如此严格没有太大意义。

第 2 章

如何陪伴日渐老去的父母

——一定要避免两代人两败俱伤

▶ 家人应该怎么办

　　虽然有点突然，但我想在这里做一下自我介绍。

　　我作为医师接触失智症是从 1986 年开始的，那时我在东京大学医学部附属医院老年病科研修，后来又去了日本国立水户医院神经内科，在那里多次为老年人诊察失智症。

　　那时我没有从属于"医局"①，所以在多家医院轮换，还没有定好固定在哪里就职。我在快 30 岁的时候，才终于在东京都杉并区一家名为"浴风会医院"的老年病专科综合医院得到了正式岗位，从事内科

---

① 日本医学界的一种民间组织，在专业人员管理、病人调配等方面具有一定的优势。——译者注

和精神科两个科室的工作。

说实话，当时我只是凑巧被老年病专科医院录用为专职医生，对老年病医疗领域没有特别大的关注，也没有下定决心奉献一生去从事老年人的精神医疗。

可是，在那家医院工作期间，我作为一名医师得到了各方面的锻炼，其中给予我最大影响的就是时任副院长竹中星郎老师。在那个年代，日本的老龄化还没有现在这样严重，放眼全日本也没有几位专业从事老年人精神医疗工作的医生，而竹中老师就是其中一位。我觉得他可能是全日本对"失智症"（当时称痴呆症，竹中老师对这个名字有些反感，因此称之为失智症）理解最深刻的医师了。竹中老师说："**失智症就是针对自身缺陷症状的人格上的反应。**"我认为这可以说是真知灼见了。这句话至今都被很多医师视为理解失智症这一疾病的根本，其中也包括我。

我在浴风会医院工作了大概 9 年，其间去美国留学 3 年，不知不觉，我在心里种下了一个信念，那就是将老年人精神医疗作为我毕生的事业。我决心专注于"年龄增长"所带来的心理和身体上的变化，并对其坚持不懈地研究下去。

直到现在，我已年过花甲，仍然从事老年人精神医疗。我自己的诊所和川崎市综合医院都有我的老年病科门诊，至今我为 6000 多名老年人做过诊察。

积累临床经验之余，我还参与了失智症患者家属联谊会的运营，利用业余时间倾听这些家属的烦恼，接受他们的咨询。

在失智症患者的家属中，有能够熟练陪护患者的，也有在接触过程中容易激发患者问题行为的。虽然说出来有些自负，但我觉得自己应该算是比较了解失智症患者及其家属状态的医师了。

总结了这些经验，我会在这一章介绍家属在面对失智症患者时应该如何应对各种状况。

首先，家属接受医师诊察并确诊后，要面对一个问题，那就是"家属一开始要做什么"。

正确答案是，眼下"什么也不要做"。

这个时候应该用心的，只有"守护"。失智症早期阶段，**不要改变任何与患者的交流方式和患者的生活环境**，就是最好的陪护方法。

医师没有必要向患者告知病情，而要向家属单独传达。即使确诊失智症，也要尽量"让今天过得跟昨天一样，让明天过得跟今天一样"，保持原样，才能更好地防止失智症的病情迅速加重。

▸ 不要轻易把独居老人接来一同生活

如果子女本来就不在父母身边生活，那么在父母患失智症初期就将其接回自己住处，反而可能会造成病情加重。子女可能觉得这样是对父母好，殊不知接回自己家或将父母就近安排，都是造成失智症恶化的原因之一。

因为失智症患者记忆新事物的能力下降了，如果离开了早已习惯的环境，就很难再适应全新的环境了。这里就涉及一个学术名词——搬迁损害（relocation damage），指的就是环境变化造成的心理压力或适应障碍，它会导致失智症病情恶化。尤其是原本住在农村的老人，如果突然被带到城市居住，很大可能导致病情加重，甚至还可能导致"搬家抑郁症"。

话说回来，与家人同住的老人自杀率比独居老人要高，可能就是因为老人会自责"给家人添麻烦了"，才走上了自杀的道路。老人即使没有患上失智症，对环境变化也是非常敏感的。根据某家医院的调查结果，老人在离开家去住院后，精神状态会变差，其陪护等级平均会升高 1.72。打个比方，**陪护等级 2 的患者在周边环境改变后可能会转为陪护等级 4**。这就意味着，周边环境变化前，患者明明有能力过好日常生活，变化后却做不到了。

我个人认为，只要没有发生什么重大问题，原本就独居的老年患者可以在患病初期，甚至中期都继续一个人生活，因为失智症患者独居生活有助于延缓病情发展。每天早上在同样的时间起床、自己叠被子、自己倒茶、自己喂猫……这些行为都可以

伴你老去的智慧

延缓病情。有很多人觉得失智症患者一个人住很危险，但其实这样对维持脑部功能有更大的好处。

　　事实上，在日本的某些地方，有不少老年人虽然失智症症状已经很严重了，但仍然一个人过得好好的。很多老年人即使记不住新事物了，也还记得自己日常生活的方式和程序。

▸ 谨慎更改房屋布局

如果已经与家中老人同住，那么请不要着急更改房屋布局。家属可以在楼梯上加装扶手或改装无障碍设施，但最好避免大规模装修。

比如，不要随意改变厕所的位置。失智症患者很不擅长在脑内"描绘地图"，如果重新装修时改变了厕所的位置，患者就不容易想起厕所在哪里，从而造成失禁的后果。

其实就算没有重新装修，患者仍然有可能失禁，这时有可能是老人在家里"迷路"了，可以在厕所门上贴"厕所"两个大字来提醒患者。

接下来说装修厨房，为了更加安全而把火炉、煤气炉换掉，换成没有明火的电磁炉确实可以理解，

但需要根据患者的具体情况进行更加细致的考虑。

有这样一个案例：子女发现 80 岁的母亲有患失智症的倾向，为了保证她的安全，子女将厨房的煤气炉改成了电磁炉。可是母亲平时很喜欢做饭，却由于失智症记不住电磁炉的用法，无法像以前一样开火做饭，于是跟子女要求改回煤气炉，子女出于安全考虑拒绝后，她就不再做饭了。重点是停止做饭以后，她的失智症病情开始迅速恶化。

所以，当家属准备装修时，要尽量保证布局跟患者发病前的一样。比如想把煤气炉换成电磁炉，最理想的情况是选择患者发病前就能够熟练使用的型号。如此，患者发病后也能在过去熟悉的环境里过上一直以来就习惯了的日常生活。

家人本来就是为了患者考虑，才会花钱、花心思，那就更要考虑患者的病情再行动，否则反而会弄巧成拙，加重病情。

‣ 三个不良生活习惯

　　陪护失智症患者时有个原则，就是要尽可能辅助患者"继续"过跟过去一样的生活，**最忌讳的就是觉得"都痴呆了，也没办法"而阻止患者做任何事**。有些家属不让患者继续从事过去的工作，或者不让患者做家务、开车或坚持其他兴趣爱好，甚至收走了患者的钱包和存折，这样会导致患者的病情更加严重。

　　再就是不要把患者关在家里。自由外出可以增加与人沟通的机会，能够延缓失智症病情的发展。如果患者本来就有兴趣爱好，经常去相应的机构练习，那么家属可以注意与机构负责人沟通，让患者一直坚持到再也去不了的那一天。家属自认为患者出门"不安全""给人添麻烦"而加以阻止，反而可能会加重患者的病情。

我认为延缓病情需要做到三点，那就是"与人交流""适度运动""有兴趣爱好"。

同时，与此相反的三个不良生活习惯会让病情恶化，那就是"闭门不出""运动不足""没有爱好"。把患者关在家里的行为，简直就像集邮一样，把三个不良习惯都占全了。

▶ 重要的是"不变、不停、坚持"

　　我在东京杉并区的浴风会医院工作时，发生过这样一个故事。那时我除了在浴风会医院，还会每月去茨城县鹿岛市的一家医院工作两次。在这样的兼职工作中，我发现鹿岛市的患者比杉并区的患者病情发展得更慢。

　　深思各种原因后，我得出了一个结论。那时，失智症还被称为痴呆症，很多杉并区的患者家属都觉得"自家老人得了这种病太丢人了"，所以习惯把得了失智症的父母关在家里。但是，鹿岛市的人就算得了失智症，其中的很多患者还是会继续外出，继续干农活。得了失智症的患者如果在外面徘徊、不认识路了，邻居看见了就会帮忙将其送回家里。

像这样外出相对自由，与周围人沟通的机会就自然地多了起来，患者也能够接收到更多新鲜的刺激，失智症的病情就由此得以延缓。

即使得了失智症，出现了各种缺陷、症状，脑部也还是有一定功能的。虽说患者的认知能力确实不能与健康时相比，但还是具有很多过去烂熟于心的能力和技术（程序记忆）。如果剥夺了患者实践这些残存功能的机会，那么当然无法阻止其症状加深了。

其实不只是失智症患者，这套理论也适用于其他健康的老年人。即使没有患上失智症，**如果长期不使用大脑，也会陷入类似失智症的状态**。这样的老人只是因为衰老导致脑部有些许萎缩，从而产生了与失智症相似的症状，即使通过核磁共振也发现不了病理变化。在这里我要强调，不是"只要多用脑就不会得失智症"，而是如果不多锻炼大脑，就可能会出现类似失智症的症状。

因此，确诊失智症以后，要尽可能保留患者原来的生活环境和生活节奏。

日本作家森村诚一先生也曾被同时确诊失智症和抑郁症，根据他夫人的手记，森村先生在确诊后坚持每天早上出门散步 20 分钟左右。森村夫人也很担心，但她说在森村先生发病后"虽然有所不安，但还是会让他一个人去散步"。森村夫人认为，能做的就让丈夫去做，不要放弃，这样他的失智症病情才不会快速恶化。我觉得这种应对方法是非常明智的。

老年失智症的病情一般不会迅速恶化，基本上没有患者今天还能做一件事，第二天忽然就完全做不到了。因此，没有必要一确诊就安排患者住院，这样也更方便家属帮助患者尽可能长久地维持当下的日常活动。

以上这些，当然不只是家属的任务，患者本人也要多注意。确诊失智症后，不要一直消沉下去，也不要觉得"这辈子完了"，更不要把自己关在家里，而要"不变、不停、坚持"。

▶ 只有子女能做到的事

那么家人应该怎么做呢？患者家属最费心力的工作其实是在确诊失智症之前，如果发现父母的状态"有点像失智症"，就算父母万分排斥，也要在谨慎调查以后找到有相应资质、值得信赖的医院就医。

能够发现父母跟平时不一样，也**有办法把他们送到医院的只有子女**。连专业医师都很难为失智症患者确诊，家属作为非专业人士确实更加无从得知，但家属可以通过日常行为确定家人"没得失智症"。所以，当我们无法肯定父母"没得失智症"时，就该去相应的科室就医了。

那么，具体什么时候要准备带老人去医院了呢？可以看看有没有以下症状。如果老人本来就跟子女住在一起的话，会更容易发现问题。这里我主要讲解与子女分开居住的情况下该注意什么，大致分为两点。

一是看老人"在家里的生活状态"，二是看老人的"仪容仪表"。具体可以参照这些：

▷ 家里变脏了
▷ 家里出现了异味
▷ 邮箱里积攒了很多邮件

如果老人曾经很爱干净，但最近家里看起来很久没有打扫了，那就可能是老人得了失智症，或者是得了第 3 章会详细介绍的"老年抑郁症"。

同时，如果老人的打扮忽然变邋遢了，也可以怀疑是失智症或老年抑郁症。比如：

▷ 以前很爱赶时髦，现在只穿同一件衣服

▷ 所穿衣服与季节不符

▷ 不注意个人卫生

购物时，也可以观察老人的状态来判断失智症的病情。如果老人买同一样东西买了很多次，那就需要注意了。

如果老人买完以后反省"我怎么又买了"，那就只是正常忘了而已；但如果老人忘了是自己买的，问"是谁买了这么多份"，那就有理由怀疑是得了失智症，需要就医了。此外，如果家属发现有不应该放在冰箱里的东西，或者冰箱里面有越来越多过期食品，也要注意。还有一些疑似失智症的症状可供参考：

▷ 不再出门，越来越爱发呆

▷ 不太清楚当天是星期几

▷ 做的饭菜比以前样式少了

▷ 总是忘记关水龙头

除了以上这些，还要注意老人的钱包里是不是装满了零钱，这也是失智症患者常有的症状。因为**失智症患者计算钱数时不再有自信**，所以付钱时总是拿出大钞让对方来算钱、找钱，钱包很快就被找来的零钱装满了。

患者能否意识到自己存在上述行为也是一个重点。如果老人是自发地想要改变自己的生活方式，那就没有必要担心。如果老人自己没有发现这些问题，甚至对问题加以否认，那就需要就医了。

▶ 子女的"话术"

其实，即使怀疑家中老人得了失智症，也很难将其带到医院，因为很多老人觉得自己非常健康。

这种时候没有必要非去提"痴呆"这个词，千万不要说"我看你有些痴呆了，带你去医院看看吧"，老人很可能会反驳"你说什么呢，我怎么可能痴呆"。同理，说"最近看你不太对劲，我们去医院查查是不是失智症吧"也容易起反效果。

家属最好的说法是"为了预防"——"咱们为了预防健忘，去做一下体检吧"，老人也会顺着这个思路想"说的也是，不然还得给孩子添麻烦"，从而欣然接受。

说完这些后，子女还可以加一句"也能让我放心"。有了"让家人安心"这个名义，**很多老人自然会坦然地前往医院**。如果这时老人还是看起来有些忐忑，可以多说一句"我也会一起去"，为老人排解心理压力。

还有一个方法，如果老人的伴侣在身边，可以让伴侣跟老人说"我最近健忘太厉害了，能陪我去趟医院吗"；到了医院，伴侣再说"我一个人害怕，能不能和我一起跟医生说"。这样也能让老人更安心地接受诊察。

当老人终于同意去医院时，应该去看哪个科室呢？如果家附近的医院开设有记忆门诊、老年病科、精神科、脑神经外科、神经内科，或者家附近有老年病专科医院，那么都可以前往，这几个科室或医院都有这方面的专业医生能够诊察失智症。

如果家附近没有这样的医院，老人年纪又比较大，要送到外地的医院很不容易，那么可以先**向当**

069

第 2 章　如何陪伴日渐老去的父母

地那些热心的诊所医生咨询，这样会比较现实一些。即使不是该专业的医生，也能判断出是否"疑为失智症"。如果医生觉得老人很有可能患有失智症，那就要参考前文，去记忆门诊、老年病科或神经内科等科室就医了。

▶ 把它想象成一场马拉松

之前我们提到过"老年失智症病程缓慢",也就是说陪护的时间会比较长,可能要持续 10 年以上。这就是失智症的家庭陪护与癌症的不同之处。如果不细细打算,一开始就绷紧神经,那很有可能会在之后漫长的陪护中承受不住这种长期的压力。

所以当家人确诊失智症时,家属要记得千万不要过于"努力"。失智症的陪护可以"偷懒",可以偶尔休息一下,把它想象成一场马拉松,要注意分配好精力并随时"补充水分和营养"。

此外,作为子女的责任固然重要,但不要过于把它放在心上。如果把责任想得过于教条化,大概率会导致陪护的失败,破坏自己的家庭和谐。考虑到这些，家属们对于责任的思考也可以更灵活一些。

最近几年，日本国家管辖下的陪护服务内容与过去相比丰富了许多。陪护家人时，可以先放下"不想依赖他人"的想法，根据个人情况来选择日间护理和老人陪护中心等陪护服务，因为父母已经缴纳过陪护保险了。

如果不知道该怎么办，初高中学区内都会开设"地域包括支援中心"①，可以去找那里的陪护部门咨询专业意见。

像这样经常思考如何减轻自己的陪护负担，就能更好地帮助自己坚持陪护生活。

失智症的症状包括很多方面，你**很难预测患者的病情今后会以怎样的速度发展，或者会出现怎样的症状**。

―――――――――――
① 日本政府设置的社区性福利支援机构。——译者注

所以，不要过早地担心"要是恶化了怎么办""要是老人出去乱走怎么办"。人只要情绪一失落，就很可能会产生"恐慌症"。要是在家人患病后一直对将来惴惴不安，患者家属反倒会有患上抑郁症的危险。

失智症患者未来的病情连专业医生都无法预测，家属要放平心态，不妨"有了症状以后再说""等出现了问题行为再思考对策"。

▶ 首先出现问题的是短期记忆，然后是长期记忆

那么，失智症发病以后，会有什么症状呢？接下来我将做具体的说明。

失智症的症状分为"核心症状"和"附加症状"。这里使用了专业词语，之后也会出现一些这样的词语，可能有些难懂，但就医后主治医生也可能说起这些词语，所以提前了解一些，在就医过程中会有所帮助。

在这两大类症状中，"核心症状"是指基本上所有失智症患者都会出现的症状，大致分为以下四种。

第一种是"失忆"，先是短期记忆（关于最近事物的记忆）受损，然后逐渐失去长期记忆（多年前的记忆）。

第二种是"失用"，具体是指"无法正常做出过去能够做到的行为或动作"。比如，患者**突然不会穿衣服了，或者不知道怎么使用家用电器了**。

第三种是"失语"，指无法理解别人说的话，自己也无法表达，叫不出别人或某样物品的名字。

第四种是"失认"，指的是患者不认识自己面前的事物。

以上几个词语都用到了"失"这个字，在医学用语中"失"是"失去××能力"的意思。

其他的核心症状还包括"执行功能障碍"（无法分析、计划执行任务所需的程序）和"定向障碍"（不知道当下时间和所处地点）。

遗憾的是，这些核心症状都是现代医学无法治愈的，即使使用药物也只能多少延缓病情发展而已。但是，在失智症初期，也有很多患者只出现了记忆障碍的症状。

之前提到，医生治疗阿尔茨海默病会经常使用一种药物，它会增加中枢神经系统内神经递质乙酰胆碱的浓度，以此达到在一定程度上延缓病情发展的效果。但是，这种药物不能治愈已经发生的核心症状，使大脑回到原来的状态。

▶ 如何减少"问题行为"

接下来，让我们聊聊"附加症状"。就像它的名字一样，"附加症状"是在"核心症状"发生的同时"附加产生的症状"，其中包括徘徊、失禁等让家人很头痛的"问题行为"。近年，这种症状又被称为 BPSD（英文全称为 Behavioral and Psychological Symptoms of Dementia），即痴呆伴发精神行为症状。

在这里我想强调的是，**核心症状本身确实是很难治愈的，但附加症状有很大概率可以通过家人和医生的适当应对来治愈**。具体来说，就是通过服用相应药物，并配合家属正向、积极的日常接触，由此消解患者精神上的不安，减少其"问题行为"。

附加症状又分为"行为症状"和"心理症状"，

而让家人难熬的问题行为基本包含在"行为症状"里。最具代表性的"行为症状"为以下四种：

- ▷ 骂人、打人——情绪一激动就骂人，对家属及身边的人施加暴力
- ▷ 徘徊——漫无目的地四处游走，总是想外出
- ▷ 抵触陪护——不喜欢洗澡和穿换衣服，排斥陪护人员
- ▷ 进食行为异常——乱吃东西，暴饮暴食

上述症状都让陪护人员头疼不已。

另外，"心理症状"就是患者的精神状态、心理状态中出现的症状，大致分为以下五种：

- ▷ 抑郁——情绪低落，做什么都提不起劲
- ▷ 冷漠——缺乏积极性，整天发呆

▷ 不安、焦躁——静不下心，很容易急躁

▷ 妄想——陷入妄想，总觉得自己被偷了财物

▷ 幻觉——会跟别人说自己看见或听到了现实
里不存在的东西或声音

▶ 亲切一点能让陪护更轻松

　　根据上述的不同症状采取相应对策之前，可以先了解一下失智症患者陪护中共通的技巧，那就是对待患者要时刻保持"讨好"的心态。偶尔可以提意见、适当地批评，但**千万不要大声责骂或厉声呵斥**。

　　如若不然，患者就算当场会听话，没过多久又会忘记自己因为什么被骂，但还记着被骂时的心情和感觉。比如，有时陪护人员说得严苛些，患者就只会记得当时受了责备心里委屈，却不会记得当时发生了什么或被责备的原因。这种委屈就可能引起附加症状（问题行为）了。

　　确实，刚开始陪护失智症患者可以说是"三天两头上火"。即便如此，陪护人员也要忍住，不要破口大骂，就当自己在接待一位"棘手的客人"，以这样的心态对待患者反而能让陪护工作更加轻松。

"介护福祉士①"等专业陪护人员之所以对患者"脾气好"，就是因为他们知道这样做是最好的对策。"陪护父母"与"教育孩子"完全是两码事，因为"陪护"是针对"病人"的，就算你批评指责也没有用。相反，责骂只会导致双方关系恶化，诱发患者更多的问题行为。

这部分内容我有意写得直白了一些。也许这里我应该说"对待失智症患者应该温柔、充满爱心，辅助患者安稳地享受晚年时光"。可是，如果说得太好听了，想必表现不出失智症陪护的真实面貌，所以我故意用这样的方式说明。

---

① 日本承认的唯一具有国家级资格的陪护职业。——译者注

总之，对待患者要时刻注意"别让他生气""让他开心"，这样就可以减少问题行为的发生。具体来讲，就是不生气、不责骂、不否定患者，**避免使患者自尊心受损，常带微笑，让患者安心**。

　　那么，应该以怎样的心理状态来面对失智症初期、中期的患者呢？虽说失智症的症状因人而异，但我还是可以按照一些大致的倾向来说明。

▶ 不想承认，不想了解，不想依赖

虽然有些失智症患者最开始完全没发现自己生病了，但多数患者在失智症初期、中期时还是会感到不安、焦虑和难过，尽管病情发展的程度和速度有所不同。

失智症早期阶段，患者可能因为自己想不起一些事情而不安，一边觉得（或无意识地觉得）"我肯定不是健忘""我没得失智症"，一边又清晰地感觉到自己"确实不太对劲"。像这样，患者在初期会存在矛盾情绪，既不想承认自己生病了，又能意识到自己的奇怪之处，因此才会像我之前描述的那样，在医生问诊的时候刻意掩饰自己的问题。

就这样，患者的记忆力逐渐衰退，到了中期明显能看出患者无法完成熟悉的事务。这就是核心症状之一 ——"失用"。即便到了这个阶段，患者也可能不愿意承认自己的病情，不想被人知道，也不想依靠别人生活。

越是有责任感的人，越容易想"我可不能给别人添麻烦""我可不能让别人看到我的缺点"，这种意识有多强烈，患者的情绪就有多低落。

无论是早期还是中期，患者如果因为自己的健忘和失误而遭到责骂，自然会感到不甘和难过，也会觉得生气。将心比心，如果这个时候周围的人觉得自己"痴呆"，不拿自己当正常人，更是让人自尊心受挫，继而激发自我保护的本能，恼羞成怒地将自己的失误归咎于别人，从而引起问题行为。患者会觉得"我又没什么错，为什么家人都这么暴躁，这么爱发脾气""说得这么过分，我就不会生气吗"，一旦患者开始从被害者的角度思考，就会对周围的人充满攻击性。有些情绪无法用言语表达出来，就会转化为辱骂或暴力等极端行为。

虽然早期、中期患者的病情各不相同，但其实患者们都活在不安和不满、焦躁和纠结等种种矛盾的感情中。有些患者发病后，面对各种事物比健康的时候更加敏感。

所以，家属在与患者接触时，要特别注意不要让患者产生难过、痛苦、排斥等不好的情绪。

至于患者的健忘和失误，家属的要求越是严格，患者就越害怕，越容易忧虑或动怒。这样充满压力的环境就相当于让患者一直处于"经常挨骂"的境地，势必会加重失智症的病情，让其问题行为更加棘手。

举个例子，如果因为被过度责备而产生了心理阴影，患者就会想"我可能还会挨骂"，转而又想"那我要离开这种地方"，这就容易导致患者外出徘徊，陪护也因此变得困难。

失智症患者不是假装自己做不到，也不是故意懒惰、健忘。不管是谁付出怎样的努力，都不可能让他们再回到以前的样子。

陪护时要时刻记得，失智症不是单纯的衰老，而是一种疾病。因此，在陪护过程中应该好言相待，与患者共情，多说"没关系""很累吧""很难受吧"，让患者安心，维持"快乐""享受""喜欢"这些积极的情绪。

同时，**患者做到某件事了也要赶紧赞扬**，这样做有助于消解患者的不安情绪，提高患者的积极性。患者一高兴，找回了自信，就有可能延缓失智症病情的发展，问题行为也会随之减少，陪护自然也就轻松了。

▸ 父母、子女怎样说话能够避免矛盾

针对患病后让家人困扰的各种"问题症状"应该如何应对，特别是如何"说话"，我会在下面列举几个不同的情景，标"×"的就是不合适的说法，标"√"的是让陪护更轻松的正确说法。

当老人说"我的东西被偷了"时，该怎么说呢?

✗　你说什么呢，谁会偷你东西啊!

✔　我们一起找找吧。

"被窃妄想"是失智症患者的典型妄想症状。患者经常会因为"钱不见了""存折不见了""余额不知什么时候少了""找不到重要的戒指了"，引发一阵骚乱。

有些患失智症的老人会缠着妻子问"是不是你偷的"，也有些患者会认为是陪护人员偷的，从而想要中断陪护。

患者之所以这么说，可能是因为患失智症以后性格变尖锐了。发病后，本来疑心较重的患者会更容易怀疑别人，**本来攀比心重的患者会更加容易嫉妒别人**。原本就比较重视财物的患者就有可能产生被窃妄想。脑部功能健全的时候，人们可以通过理性压制住自己的执念，阻止自己将这种想法体现在言语或行为中；但发病后，患者的自我控制能力因为理性的缺失而减退，执念就表现在了明面上。

当然也有一些患者是因为主观感觉到"自己能力不如以前了"，因为担心将来没有保障才对金钱有了更强的执念。患者本来有些积蓄，还是有安全感的，发现"自己的钱不见了"以后，这股执念就转化成了极度的不安。

归根结底,产生被窃妄想的根本原因还是认知功能的下降。如果脑部功能健全的人发现小金库里的钱不见了,首先会想"咦?我是怎么花的""我是放错地方了吗",接着回忆自己之前做了什么。大多数情况下,人们大概都能想起是自己一时疏忽了。但是失智症的症状加重后,患者在这方面的"自检能力"变弱了,只能直接想到去指责别人。

此外,失智症患者还有可能是因为"想维护自尊心"而产生了妄想。比如,"被窃妄想"就是患者觉得"我平时做事很稳妥,钱包不可能无缘无故就没了",所以认为"我不可能忘记,那一定是谁偷了",于是有了自己的一番"逻辑"——"有谁能知道我的钱包在哪儿?肯定是我老婆",就此完成了妄想的"闭环"。

患者这样想,就可能引起一番骚动,家属如果一时心急还口道"你瞎说什么呢""你污蔑谁偷钱呢""为什么要撒谎"，只会导致不堪的争吵。患者可能因此反抗，气急败坏地说"你怎么能说父母撒谎""你是不是瞧不起我"，从而使妄想等问题行为更加严重。

正确的应对方法是，面对患者的指控既不否定也不肯定，把说话的重点放在安抚患者的不安情绪上。比如，患者说自己的钱被偷了，家属只需稳住他的情绪，提出"我们一起找找吧"，再去患者平时有可能存放物品的场所寻找就可以了。陪护人员如果找到了，不要说"就在这里"，而是放在患者自己能够注意到的地方，让他慢慢发现。如果跟患者说"就在这里"，患者可能会想"这是谁把赃物又拿出来放回去了"。

接下来，陪护人员可以再说句"能找到真是太好了，幸亏您记得牢"，让患者的自尊心得到满足。

有些读者也许觉得这样太惯着患者了，但我们还是要知道陪护不是教导。遇到像上述那样容易跟失智症患者发生争吵的情况，一定要避免过于直白的否定。

失智症患者无法保证能够记住当下的事，所以不要跟患者站在同一个角度去计较，最好能在当下满足他，想办法巧妙地避开正面冲突。如上所述，为了防止患者出现新的问题症状，也为了不再增加陪护人员的负担，要特别注意避免让患者生气。

此外，为了防止被窃妄想更加严重，可以活用各种便签，为患者写下"存折在衣柜的第二层""剩下的养老金在桌子抽屉里"等提示。通过这样的做法，患者出现妄想症状时，会根据便签回忆过去，有助于缓解妄想症状。

如果患者的症状实在太严重了，可以在咨询医生后，根据医嘱使用药物来缓解症状；也有些患者在短期住院后，症状得到了有效缓解。

老人明明在家里，却说"我想回家"，该怎么回应他？

✗　说什么啊，这里就是你家！

✓　那我送你去吧。

像一开始说的，少数失智症患者存在"徘徊"症状。因为失智症患病初期，很多患者忽然记不起回家的路，从而导致迷路，因此给人留下了很多患者会"徘徊"的印象。

尤其是在子女得知父母患病后，将他们接到自己住处或附近的时候，患者搬到全新的环境后很难记住周围的地理环境，因此很可能出现迷路的情况。也有部分患者可能在搬家后觉得"不想住在这种陌生的地方"，产生了"想回自己原来的家"的想法，因此外出徘徊。还有可能是因为患者出现了定向障碍，即使在自己家，也觉得这里不像是自己家。

伴你老去的智慧

因此，为了防止患者四处徘徊，要注意将患者安置在能让他放松心情、安心度日的生活场所。

　　此外，失智症患者有可能明明就在自己家里，也开口要求"我要回家"。这种症状很容易在傍晚发生，因为**失智症患者本来就更容易在黄昏时分出现情绪波动**。有个医学名词叫"日落综合征"，说的就是这种症状。

　　患者提出要回家时，如果只是提高声音质问"说什么啊，这就是你家"，就会使患者更加不安。

　　更聪明的方法是，顺着患者的话说"那我送你回去"，先把患者带到外面，在附近转一转再带到现在居住的家门前，跟他说"我们到了"。这时，很多患者会在开门后接受现状，一边说"我回来了"，一边走进门。

　　还有一种方法，患者说"我要回家"时，就接话说"马上就有人来接你了，你先喝点茶等等吧"，争取一些时间。在这段时间里，可以先说"我给你收拾收拾东西，先把点心吃了吧"，给患者吃一些他们喜欢的点心，这样对方就会想"那我就先等等吧"。吃着好吃的，患者的心情会逐渐转向平静，很多情况下就这么忘记了自己刚才说的话。

老人出现了排泄问题，却不想穿纸尿裤，该怎么劝说他？

✗　你都弄脏几次裤子了！

✓　穿上纸尿裤就能安心出门啦！

近些年，行为经济学备受瞩目，其中有这样一个概念——助推（nudge）。"nudge"一词原本是指"用肘部轻推"的动作，在行为经济学中则是指**通过微小的改变去推动别人的行为**，因此将其译为"助推"。

"助推"别人有很多种办法，其中就包括通过"言语"引导。就像为人引路时，如果说"走这边"可能会让人觉得被命令了，而说"这条路比较近，请走这边吧"就能做到更有效的引导。

我认为这种"助推"思考也可以运用到失智症患者的陪护工作中。比如，想让失智症患者穿上纸尿裤时，跟患者说"穿上纸尿裤出门更安心哦"就能做到有效的"利益引导"，不要说标"×"那样的话，这只会伤害患者的自尊心，招来他的反驳。

其实，不只是失智症患者，老年人普遍都会因为**膀胱或肛门括约肌的衰老**而容易失禁。而且即使他们感觉到尿意或便意，因为行走能力有限，也可能来不及走到厕所从而导致失禁。有这样的情况，再加上失智症患者容易记不得厕所的位置，所以患者才会尿了裤子。

对于因排泄而产生的问题，穿上纸尿裤就是解决方案之一。如果只失禁了一次，倒也不用马上穿上纸尿裤；但如果一直出现这样的情况，就需要认真考虑一下了。

但是老年人也是有自尊的，很少有人能顺从地接受这样的安排。父母排斥穿纸尿裤时，子女应该怎样做才能让他们愿意穿，就成了一个很大的课题。

这时，一定不要说标"×"那样的话（"你都弄脏几次裤子了！"），而要运用上文中的助推理论，用标"✓"那样的话进行引导，提出"就试一次看看"，强调只是试试，来让患者先体验一下。

只要患者能穿上纸尿裤，我们就能减少在陪护中因处理排泄物而产生的烦恼，之后在精神上也能更轻松。

老人刚刚吃过饭，又说"我还没吃饭"，该怎么
回答他？

❌   你刚才不是吃了吗？

✔   喝点茶再等会儿吧。

失智症患者容易出现刚刚吃过饭就问"晚饭还
没好吗"的情况，这种时候就算提醒他"你刚才已
经吃过了"，患者也只会一脸惊讶地看着你。有些患
者甚至会觉得"我明明没吃饭，是不是家人虐待我
啊"，从而引发矛盾。

这时，陪护人员可以拿出患者喜欢吃的点心或
茶水，试着说"先喝点茶等会儿吧"。患者听到后会
顺着这个思路想"也行，我再等等吧"。很多人喝着
茶，不知不觉就忘记自己在等着吃饭了。

如果患者一直表示自己还没吃饭，那就再给他
吃一点。因为患者事实上已经吃过饭了，吃不了多

少就会觉得饱了。

想必有人担心，如果一直这样给患者吃饭，哪怕只吃一点点也有可能过量，但是**老年人多吃点是有好处的**。进入老年阶段后，大多数人进食量会变少，很容易陷入营养不良的情况；营养不良又会造成体力下降，从而有很高的风险导致老年人摔倒、骨折和卧床。

此外，对于老年人来说，吃饭是非常值得期待的事。想吃而不能吃所引起的压力，可能会造成患者情绪不稳定，从而导致问题行为的发生。

如果患者症状严重，吃了晚饭还是不停地问"晚饭还没好吗"，可以试试饭后不要马上收拾碗筷，将它们在桌子上先放一会儿，患者再问晚饭时就指指桌子，多数情况下患者就会明白"哦，我刚才吃过了"。

老人不停地买同样的东西回家，该怎么劝阻他？

✖ **你怎么老是买同样的东西回来，别这样了！**

✔ **买之前还是得先想想需不需要呢。**

失智症患者有可能总是买同样的东西回家。比如患者每次出门都会买同一份点心，最后他的抽屉里塞满了这种点心。如果发生了这种情况，老人身上的问题就已经一目了然，所以有些家属正是因为发现了这个现象才想到家里老人可能得了失智症。

失智症患者之所以总是买某种特定的物品，大多数情况下是因为曾经对这种东西有执念。随着失智症病情的发展，患者的人生中有过的执念也会逐渐表现出来。

很多患者之所以出现这种附加症状可能是因为"以前没有充分关爱过自己"。在外面买东西的时候，店员大多会奉承顾客，多多少少能让患者感觉到关爱。这种"众星捧月"的体验能让人心情更愉悦，所以患者可能为了"寻开心"去重复购买。

所以，如果只是一味指责患者"你老是买一样的东西，多买的那些不就浪费了"，是没什么意义的。这种批评只会招致没有结果的争吵，伤害患者的自尊心，因此导致其症状更加恶化，给陪护人员平添负担。

只因一时冲动就斥责患者是不可取的，最好的做法还是温和地劝解患者："买之前还是需要先确认家里有没有呢。"

还有些失智症患者不是经常买同一样东西，而是频繁买一些没有用的东西带回家。这就是我之前所说的，患者的性格变得更尖锐了。有些患者原本就喜欢购物，患病后认知功能衰减，没有了自制力，就更喜欢买东西了。这种情况如果实在制止不了，可以去患者常去的商店跟负责人商量对策。

老人总是说同样的话，该怎么回应他？

❌ 你怎么又说这个？

✓ 嗯嗯，后来呢？后来怎么样了？

失智症患者会把一件事翻来覆去讲几遍，不，可能是几十遍。这时候，<u>千万不要一脸不耐烦地回应</u>说"你怎么又说这个"。

与患者聊天时，就算有些事已经听过很多遍了，也要特别注意"让患者多说话"。为了让他多说话，要同样用言语多加引导："这个事儿我还是第一次听说。""嗯嗯，后来怎么样了？"通过这样的引导，就能帮助患者唤起更多记忆，从而防止其大脑功能进一步衰退，尽可能延缓失智症病情的发展。

像这样"忆从前、说往昔"的做法，在心理治疗中被称为"回想疗法"或"怀旧疗法",可见是有积极作用的。

还有些失智症患者经常"重复发问",提问的都是同一件事。比如,患者一旦开始关注公共交通的时间表,就会一直提出"公交几点来"之类的问题,特别是他心里有些不安的时候,他会问很多次。

这个时候,请不要对患者发火,说"你都问了几遍了"。因为患者根本不记得自己问过,所以自然不知道你在说什么。

患者每次都觉得自己是第一次问这个问题。

面对这种情况,可以把问题记录下来交给患者。如果他还是不停地问,那就指着自己记录的问题说"我刚才已经记下来给你了哦",这样一来,患者就慢慢地不再重复发问,也不会总是心神不宁了。

老人顽固地说一些莫名其妙的话，该怎么回应他？

✘　**别说傻话了！你快闭嘴吧！**

✔　**我懂您的心情，我觉得您可以这么想啊……**

当你开始觉得失智症患者说的话不合逻辑或不符合情理，不要说"别说傻话了行不行""行了，你快闭嘴吧"，这种彻底的否定会伤害他的感情，很容易诱发问题行为。

就算当场"驳倒"了患者，他的病情也不会好转，反而会因为听了太多对自己的否定而觉得被瞧不起，从而逆反心理越来越重。所以，即使患者在聊天时插话，但发言又没有逻辑，也不要直接说"闭嘴"，最好表现出积极接受的态度，让患者知道你在"倾听"。

听完患者的话后，可以安慰他说"您的心情

我懂",然后再娓娓道来:"我觉得也可以这么考虑……"英语中有个话术是"yes, but...",指的就是上面所表达的"嗯,但是……"。事实上,正因为是血亲,伤人的话才会脱口而出,我们不会对不太熟悉的外人粗暴地说"别说傻话"。面对失智症患者时用"yes, but..."话术,既可以避免伤害对方的自尊,也能让他心情舒畅地接受你的观点。

老人不想洗澡,该怎么劝说他?

✗　快去洗澡吧,臭死了!

✓　洗个澡多舒服啊!

　　有些失智症患者洗澡的频率会越来越低。有时就算指责患者"你身上太臭了",他也只会觉得不知所措。因为得了失智症以后,五感中衰退最严重的就是嗅觉,所以患者自己是闻不到身上的味道的。

说到底，失智症患者讨厌洗澡最多的理由是觉得穿、脱衣服很麻烦。有些患者不知道怎么系扣子，有些不记得穿衣服的顺序了，也有些记不清香皂、洗发水或毛巾等洗澡必需品在浴室里的位置，这些问题都可能让患者失去了洗澡的意愿。或者，患者对浴室里容易让人滑倒的瓷砖产生了恐惧，对浴室这个场所产生了排斥心理。

在洗澡方面，如果患者符合以上情况，就可以通过排除这些"物理层面的问题"来解决。

老人无法区分白天和黑夜，半夜起床了，该怎么劝说他？

❌　**你知道现在才几点吗？**

✔　**起得挺早啊，再回床上睡会儿吧。**

失智症患者不擅长区分昼夜时间，有时半夜醒来可能马上起床去叫醒家里所有的人，嘴里还说

"这都几点了还睡"。这时就算再怎么生气，再怎么喊"这才几点啊"也没有任何意义。即使气急败坏地指着钟表给患者看，他也可能看不懂现在是几点，同样不能指望这样做会有什么效果。

与之相比，**更有效的是把窗帘拉开，让患者亲眼看到外面还是漆黑一片**。让他看到室外的景象后，再一边说"你起得太早了，可以回屋再睡会儿哦"，一边将其带回卧室，很多患者会顺从地躺回去盖上被子。

如果能让患者和陪护人员更轻松一点，那么科学地使用一些药物也不是坏事。有些家属可能觉得吃药对患者不好，但最近市面上的一些助眠药跟过去不同，是比较安全的。话说回来，很多患者即使吃了安眠药也睡得不深，仍然起得很早，那可能就需要服用抗抑郁药物了（用药请遵医嘱）。

伴你老去的智慧

想送老人去日托所，该怎么告诉他？

✗ 照顾你也太费劲了，你就去吧！

✓ 你得试试才知道好不好，要不去一天吧？

陪护失智症患者再辛苦，也要注意有些话不能说，尤其是"照顾你太不容易了，你快去日托所吧"。有些患者听了会觉得自己被家人当成了"累赘"，会勃然大怒；也有患者听到心里去了，总觉得自己拖累了家人而郁郁寡欢。

在这种情况下，更好的表达方式是尽量避免给对方添加心理负担，只说"咱们不试试怎么知道呢，就去一天看看"，然后跟患者补充"要是不喜欢就不去了"，哄着他好歹去一趟。患者情绪压力小了，就可能欣然前往。

老人把"想死"挂在嘴边，该怎么开导他？

✗ 又来了、又来了，别说丧气话了！

✓ 怎么这么悲观呢？跟我说说吧。

"想死"是老年抑郁症患者经常挂在嘴边的一句话，这一点还会在第 3 章中提到。失智症患者如果也这么说，那有很大的可能性是并发老年抑郁症了。

如果你觉得"这些人天天说想死，又没有人真的去死"，那就大错特错了。事实上日本老年人的自杀率真的很高，其中，经常把"想死"挂在嘴边的老人更是非常容易产生自杀的想法。也许每天说"想死"的人有 90% 的可能性不会去自杀，但这些人自杀的可能性还是比其他人要高出很多。

那么，当患者说"真想快点死""我怎么还不死"时，我们应该怎么办呢？最不可取的就是彻头彻尾地否定患者，冲着他破口大骂"又开始了，你快别说了""说这么晦气的话干什么"，这样只会让患者觉得"谁也不懂我的心情"，从此封闭自己的内心，甚至开始认真考虑自杀。对待那些说自己"想死"的人，可以说"怎么这么悲观呢？跟我讲讲吧"，**用这样的方式让对方感觉到自己是有人陪伴的**。

特别是有些丧偶的患者，可能会情绪低落地说"想去那边跟老头子做伴"，就算鼓励道"别老是闷闷不乐了"也没什么意义。因为丧偶等原因所导致的"对象丧失"（弗洛伊德提出的概念，指失去了倾注感情的对象）是引发老年抑郁症的一大主要原因。当患者失去了自己心中"独一无二"的人或物时，身边的家人就需要开始留心观察，以防止抑郁症恶化了。

老人发生"对象丧失"后，家属的观察重点主要是四个方面，那就是"睡眠质量如何""食欲是否减退""是否经常发呆""兴趣爱好是否存在极端变化"。当这几个方面发生非常明显的变化时，那就有可能是得了抑郁症，需要马上就医。

另外，在患者发出悲叹时，不要反驳，而应对其表示同感——"我知道您很难过，很痛苦，但是未来还会有很多好事的""我懂您的心情，可是我更希望您健康、长寿"，让对方感觉到有人陪伴。

有些老年人可能会因为"确诊失智症"而患上抑郁症，由此开始不停地念叨"我怎么就痴呆了呢，赶快死了吧""活着也没有意思""我就是活得太久了"。这个时候，我们还是要以陪伴的姿态对待患者，让他知道"生活还有很多希望，没什么可消沉的"。

另外要注意的是，有些患者平时不说"想死"一类表达自杀意愿的话，而是用"死了又能怎样呢"来表达对死亡无所谓的心情，比如对医生说"医生啊，能不能让我死得没那么痛苦啊"。虽然不是直说想死，但是跟死亡相关的表达变多了。

这些话其实就是变了个法子说"想死",所以,出现这样的表达时,家属还是应该多跟患者说"我可不想您死""您这么长寿,我很开心",让对方知道你是希望他活着的。

以上都是我觉得针对失智症比较好的应对方法,但并不是每一条都必须严格遵守。

因为失智症患者的个体情况都非常不一样,如果我说的方法行不通,也可以试试别的方法。

还有一点,照顾患者时,如果家属总是想做出最理想的应对,想必坚持不了多长时间就会身心俱疲。

偶尔控制不住自己的情绪也是可以理解的,毕竟失智症患者基本什么都会忘记。

所以我还是要强调一句,照顾患者时不要把自己逼得太紧,做好长期应对的准备,尽可能让患者心情舒畅就足够了。

▶ 他们眼中的世界

经历上述这些症状后，失智症患者就进入了"晚期"。在本章的最后，我会详细说明失智症患者在晚期阶段的状态。

我在做失智症方面的演讲时，经常被问一个问题："失智症晚期的人还有感情吗？"答案是肯定的，失智症晚期的患者当然还有感情。进入晚期以后，患者的记忆力已经非常差了，但还是拥有喜怒哀乐等所有情绪，被夸赞了会开心，被责备了会难过，被呵斥了也会生气。**他们只是不记得儿女的长相、失去方向感了，但不代表他们没有作为一个人的感情**。

患者的病情发展到晚期，就会出现"畸形对话"。

晚期患者之间会如同未患病的人一起闲聊般，又是颔首回应又是欢声笑语地进行"对话"。

但是，跟我们平时的闲聊不同，患者的这些对话完全是"驴唇不对马嘴"。两个人基本上就是你说东、我说西，想说什么就说什么，还有些患者只是发出一些没有意义的声音，根本不能构成语言。

即便如此，参与这场"对话"的患者还是会继续聊下去，聊得满面春风，看起来十分享受。

这样的"畸形对话"恰恰说明，人就算在几乎没有记忆力甚至连话都说不好的状态下，还是能够感知到开心与不开心的，也从侧面说明了与别人交流，对于人类来讲是多么开心的一件事。

如此这般，随着失智症病情的发展，很多患者会更容易感觉到"幸福"，天天眉开眼笑的。这是因为随着记忆力的衰退，患者忘记了烦恼，也意识不到自己的失智症状，性格就随之开朗起来，使患者能够一直保持"天真"的幸福感。

我在老年人精神医疗这个岗位工作了 35 年，接诊过数千位失智症患者之后，我确认了一件事：有些健康的人觉得"得了失智症就会变得不幸"，那只是出于主观的想当然。我反而觉得，你甚至可以把失智症想象成大脑"最后的礼物"。

随着病情发展，患者逐渐遗忘掉曾经的不满和不安，不再因为身心的衰退或社会地位的变化而烦恼；即便有了难过的事，不久之后也会慢慢地忘记，甚至连对死亡的恐惧也不再深刻。

不满、不安和恐惧等情绪消失的瞬间，人们心里就会充满单纯的幸福感。所以对我来说，失智症是"为了安详离去而发生的适应现象"。人到晚年得了失智症，或许就是"人体所具备的迎接人生终点的极端功能"。

第 3 章

被低估的心灵之伤

——守护珍视的家人

▸ 一种让人"想死"的病

　　想必很多人都觉得"人老了以后最惨的就是患上失智症",但在我这个精神科医生看来,人到晚年有些事比得了失智症不幸。这些不幸之一,就是患上"抑郁症"。

　　人生最大的悲剧应该是步入晚年后患上了抑郁症,余下的时间还要被人说是"天天什么也不干的阴郁老人"。所以我个人觉得,"老了以后最惨的"是患上抑郁症。

　　甚至可以说,只要有效地预防抑郁症,就能保证老人安稳度日,享受晚年的每一天。当然,照顾好身体也是很重要的,但是**不要忘记心灵也是需要保养的**。如果觉得自己心理上出现了什么问题,我建议不要犹豫，马上去医院就医。

虽然有人说"抑郁症就像心灵上的伤风感冒"，但也不要真把它当感冒了。之所以说抑郁症是"心灵感冒"，是因为"它就像感冒一样常见，不管是谁都有可能发病"。然而，除了这个特征，抑郁症和感冒之间存在着很大的区别。

二者最大的不同就在于，抑郁症是一种可能会让人"自杀"而死的病。所以，我认为抑郁症应该被称为"心灵癌症"才对。

在欧美的一些国家，某些机构会向自杀者身边的人询问其生前的状态，进行"心理学病理解剖"，通过这样的调查工作得出一个结论：自杀者中有50% ~ 80% 是因为患有抑郁症。

▶ 一些遗憾和建议

那么，日本有多少人患上抑郁症呢？

根据日本厚生劳动省的调查，确诊抑郁症的患者大约有 120 万人。这个数字只是就医的患者人数，想必实际数据会更高。

国际上有调查显示，抑郁症的患病率为3% ~ 5%，如果用这个比例计算的话，日本患有抑郁症的人数在 400 万 ~ 600 万之间。

此外，包括我在内的很多专家认为，算上那些有抑郁倾向的人，抑郁症患者人数可能会达到日本总人口的 10%。

其中，65 岁以上"老年抑郁症"患者的实际人数虽然无从得知，但考虑到日本老年人目前约占全国人口的 30% 左右，再结合**老年人的抑郁症患病率比年轻人高**，那么老年患者至少占所有抑郁症患者的 1/3。

需要注意的是，老年抑郁症很容易引发自杀。

从世界范围来看，抑郁症患者的自杀率是随着年龄的增长而升高的。这也是我在本书中特意分出一章来介绍抑郁症的原因，我想让大家知道这种病的可怕之处。

我有过一次难忘的经历。快 30 岁时，我在浴风会医院刚开始工作不久，有位出现"疑病症"（患者担心或相信自己患有一种或多种严重躯体疾病，常伴有焦虑或抑郁情绪）症状的老年女性患者来住院，其间她因病情一度好转而出过一次院，但后来又再次住院。

我作为她的主治医生，正打算沿用之前的治疗方案时，她在病房里上吊自杀了，当时还是我把她的遗体放下来的。

那时我深受打击，对这份工作失去了信心，一度想辞职。那件事发生后，我们开了一场反省会，我的前辈们教了我很多，我也深切地感受到了抑郁症的严重性。也是在这次事件之后，我刻骨铭心地意识到"老年抑郁症的治疗刻不容缓"。

从那以后，我在岗位上积累了 35 年临床经验，没有再让任何一位患者走向死亡。作为一名精神科医生，我认真对待每一位患者，劝导他们一定不要走上那条不归路，这一点我引以为傲。

补充一句，通过对比已经就医的自杀者人数与精神科医生的总数，可以估算出，每位精神科医生的患者中大约每两年就会有一位自杀。

▸ 区分老年失智症和老年抑郁症

"老年抑郁症"和"老年失智症"是两种完全不同的疾病，但症状又有些相似的地方。因此，经常有家属觉得自家老人是得了失智症，带去就医后才发现是抑郁症。

两者的初期症状都很相似，比如"看起来没什么精神""一整天都在发呆"，连医生都有可能将二者混淆。遗憾的是，现在有些老人明明是因为抑郁症才记忆力降低，却被误诊开出了治疗阿尔茨海默病的药物。

当然，如果医师积累了足够的临床经验，是完全可以区分二者的。比如我会在问诊时注意以下几点。

首先，我会问："您的症状是什么时候出现的？"如果患者或家属能够明确地回答上来，那有很大可能是得了老年抑郁症。因为老年失智症的病程较慢，大多数情况下很少有人确切地知道症状是什么时候出现的，但**老年抑郁症是忽然出现症状的，所以更容易被人记住大致的时期**。

由此可以看出，老年抑郁症的种种症状是在短期内同时出现的。短短一个月时间，患者的症状就趋于明显，患者会忽然懒得外出，也不再热衷于打扮。

也正是因此，我问上述问题时，有些老年抑郁症患者的家属甚至会精确到具体日期，说"去年圣诞节那会儿应该就是这个样子了"。

然而，老年失智症的发展就没有那么快，即便是家属也说不出具体的时间。当我问"老人是什么时候开始健忘的"这样的问题时，很多患者或家属只能回答"大概两年前吧""可能是三年前"。与之相反，老年抑郁症的健忘症状发生得很突然，给人留下的印象远比老年失智症深。此外，当患者对自己的症状有明显的自觉时，就可以怀疑是得了老年抑郁症。

比如，很多老年抑郁症患者发现自己开始健忘后就开始怀疑自己是不是得了阿尔茨海默病，随后自发地去医院诊察。我看到这种患者就会先怀疑是得了老年抑郁症。这是因为很少有老年失智症患者发现自己开始健忘了，很多患者都没有"病识感"（对自己的病有所认识），不会因为自己的记忆障碍产生不安，反而比较平静。

另外，在我说出上述问题时，那些不做任何回答、只是沉默的患者有很大可能是得了老年抑郁症。失智症患者在面对这样的问题时，即便有转移话题、为自己找借口的倾向，也会想尽办法回答我。

除此之外，患者的食欲和睡眠情况也可以作为诊断老年抑郁症的重要依据，因为很多老年抑郁症患者会<u>**同时发生进食障碍和睡眠障碍**</u>。

老年抑郁症患者一般都会出现食欲减退的症状。同时，失眠也是该病的典型症状，很多患者除了入睡困难，还会出现"早醒"症状——即便睡着了，半夜也很早就醒了。相反，很多老年失智症患者在患病后食欲反而更好，睡得也更香甜了，因此更有可能成为"长睡眠者"。所以从这些方面，也可以区分老年抑郁症和老年失智症。

在治疗过程中，两种疾病最大的不同就在于：目前老年失智症即便可以延缓病程，也是无法彻底治愈的，但<u>**老年抑郁症只要进行适当的治疗，就有很大概率消除症状**</u>。尤其是早期发现并抓紧开始治疗的话，只要抗抑郁药物发挥效用了，就有 90% 的概率消除抑郁症状。

以上区分两种疾病的要点，我都写在了表 3-1 中，敬请参考。

表 3-1　区分老年抑郁症与老年失智症

	老年抑郁症	老年失智症
病程	短期内出现各种症状	病程缓慢，不易发现
自责心理	严重倾向于认为"自己给周围人添麻烦了"，且有抑郁倾向	因为感觉不到自己生病了，基本上不会自我批评
病识感	意识到自己认知功能下降，能够发现自己的症状	很多患者没有发现自己的症状
记忆障碍	症状不会恶化。患者会对记忆力下降感到不安	症状会持续恶化，但患者很少有自觉
回答问题时的状态	一直思考但不回答，或是陷入沉默、回答不上来	面对问题，即使"驴唇不对马嘴"也会坚持回答。回答不上来时就转移话题、含糊其词

需要注意的是，老年失智症发病以后，有一定可能会并发老年抑郁症。有报告显示，阿尔茨海默病患者中有 20% 的人在患病初期同时也患上了老年抑郁症。因为患上老年失智症后，患者认为"这辈子完了"从而感到失落，更容易并发抑郁症。

同时患有这两种疾病的患者在服用治疗抑郁症的药物后，记忆力可能会有所提高。因为治疗老年抑郁症的同时，患者的精神有所好转，注意力也更集中了，这使得老年失智症的症状得以改善。

▶ 不易发现的端倪

　　如上所述，老年抑郁症比失智症更容易被周围的人发现。有些早期症状是非医学专业人士也能够辨别出来的，具体症状如下：

　　"没有食欲""看起来睡得不太好""总是很累的样子""神情黯淡""反应迟钝""老是坐不住""说话声音变小了""特别不爱说话""把自己关在房间里""总是在睡觉""动不动就哭""不怎么换衣服""不再化妆了""放好洗澡水也不去洗""不再看喜欢的电视节目了""以前总爱出门，现在却不再外出""看起来突然老了十岁""爱喝酒了""老是自责"——这些症状如果出现多个，就说明老人可能是得抑郁症了。

这些症状同样会出现在年轻的抑郁症患者身上，不同的是，老年抑郁症患者除了这些，还有一些不太一样的症状。

第一，**老人会经常抱怨自己身体不适**。与年轻人相比，老年人患上抑郁症后较难发现其心理症状，但老年人会表示自己身体不舒服。比如，他们会提出自己有腰痛、头痛、腿痛、食欲不振、严重的肩膀酸痛、恶心呕吐、耳鸣和麻痹等身体症状，或是心悸和气喘等自律神经失调症状。很多人即便进行了内科和外科检查，也找不到出现这些症状的原因。

第二，老年抑郁症的另一个特征就是很多患者到了傍晚时症状更严重。普通抑郁症患者会在早上症状更严重，到了傍晚症状好转；老年抑郁症患者则刚好相反，更多的是傍晚到晚上症状更严重。

另外，老年抑郁症还有一个特征是，**比其他常见抑郁症更不易被周围人发现**。

年轻人患病后无精打采、食欲下降，晚上不易入睡，患者本人和周围的人都会怀疑可能是得了抑郁症。

然而，老年人本来就没有年轻时那么有活力，食欲没那么旺盛，睡眠也不如从前。因此，就算出现了抑郁症，患者和周围人也觉得"上岁数了都这样，没办法"，没有对这些症状加以重视，从而错过了发现病情的时机，放任病情继续发展。

抑郁症发现越早就越好治疗，所以如果发现自己出现了上述症状，或者在父母或爱人身上发现了这些症状，都应该前往医疗机构就医。

如果所选择的医疗机构没有心血管内科和精神科，那么去内科就诊也是可以的。抑郁症患者中有60% ~ 70% 都是先在内科接受诊察，再被介绍到相应的专科医院的。

伴你老去的智慧

▶ 共情的话语也是一种良药

　　如果没能在早期阶段及时发现，进入抑郁症的中期到晚期阶段，患者会出现以下症状。

　　首先，患者的表情减少，眼神空洞，整个面部就好像戴了一张面具。他们会失去快乐、喜悦等情绪，做任何事都无精打采、漠不关心，还会陷入悲观思考，如"没有活着的欲望（绝望）""一切都是虚无的（空虚）""有强烈的罪恶感""反复思考死亡"。个别情况下，还会发生妄想、精神错乱等症状。

　　其次，老年抑郁症还有一个特征，就是患者会有强烈的不安和焦躁情绪。因为老年人本来就感觉自己身心功能不如以往，对自己当下症状的恶化又感到不安，强烈的焦躁就这么随之而来。尤其是患者体内一种名为五羟色胺的神经递质减少后，这些不安和焦躁会更加强烈。

最后，老年抑郁症患者总是深感自责，觉得"我的病给周围人添麻烦了"。这样的情绪甚至可能导致自杀，需要格外注意。

那么，家属等相关人员该如何与患者相处呢？在与他们交流的时候，一定不要说出类似"加油""打起精神来"的"鼓励话"，因为这些话反而容易让患者更加内疚，导致病情恶化。

还有当患者说"好累啊""身上疼"的时候，不要使用否定对方的语句，如"你说什么呢""你得振作起来"。这些话会让患者更加悲观，可能会导致病情恶化。在这种时候，重要的是尽可能缓解患者心里的不安和焦躁，持续地对他们表示关切，如"真不容易啊""很辛苦吧"。

▶ 五羟色胺的作用

人为什么会得抑郁症呢？接下来，我将解释它的患病原因和发病机制。

抑郁症的发病多源于各种各样的压力。患上抑郁症主要是因为承受了精神、肉体上的压力，大脑神经细胞受到损伤，神经递质尤其是五羟色胺的分泌量减少了。

具体来说，人患上抑郁症的主要原因是大脑神经细胞的连接处——"突触"无法接收神经递质了。突触存在间隙，而五羟色胺在这些间隙中发挥着传递作用，如果分泌量减少，传递信息就无法顺利进行，就会使患者心情低落，陷入抑郁状态。因此，预防抑郁症就需要防止五羟色胺的减少。

压力作为抑郁症的病因，大致分为精神压力和肉体压力。前者是指类似于配偶或亲属死亡的悲痛之事，或是结婚、升学或就业等表面喜庆但实际上容易造成精神压力的事件，这些都有可能诱发抑郁症。尤其是老年人，因为精神压力导致抑郁症的可能性更大，因为**老年人在精神上对环境变化更敏感**。

具体来讲，以下几种环境变化都有可能诱发老年抑郁症，如"配偶去世""本人生病""生病后留下后遗症""经济困难""离婚""搬家等导致的生活环境变化""子女独立、家人变少""与家人、亲友见面的机会变少""饲养多年的宠物死了"。

特别是 60 岁以后，老年人开启退休生活，这将成为人生的一大转折点。有很多老年人在退休后患了抑郁症，可能是因为以下两个心理要素叠加到了一起。

一个是"对象丧失"。人一旦失去平时获取能量的对象，心中无法恢复早已习惯的平静，就容易患上抑郁症。尤其是有些老年人在退休前对工作一腔热忱，没有其他兴趣爱好，除了工作伙伴没有其他朋友，退休后更容易得抑郁症。

另一个就是"自我价值丧失"。老年人在退休后无法再通过工作来得到社会评价，也就不能再通过工作来实现自我价值，这使他们的感情更容易失控。至于解决办法，就是**在退休前找到工作以外能实现自我价值的事情**。

至于肉体压力，则包括慢性疲劳、更年期综合征、荷尔蒙紊乱和甲状腺疾病等。同时，高血压、糖尿病等生活习惯病也可能成为引发抑郁症的重要因素。其中，糖尿病被认为与抑郁症关系颇深。

▶ 睡眠不足和饮酒的危害

通过本书我想告诉大家，抑郁症一定要早发现，早治疗。

抑郁症在一定程度上有确切的治疗方法。只要在早期阶段进行治疗，90%是可以"缓解"（remission）的。这里所说的"缓解"是指"疾病虽然没有完全治愈，但症状已经暂时性或长久性地减轻或消失了"。"缓解"这个词常用于描述容易复发的抑郁症和白血病等疾病。

另外，如果放任抑郁症持续恶化，大脑神经细胞等就无法恢复到原来的正常状态，这就加大了治疗难度。而且抑郁症会陷入恶性循环，其症状越严重就越容易恶化，因此早期治疗很重要。

在这里，我会解释抑郁症是如何引起恶性循环，如何恶化成重症的。

我在前面说过，患上抑郁症大多数情况下是因为神经递质五羟色胺减少了，这种病的恶化也跟五羟色胺的分泌量有关系。

首先，抑郁症发病后，患者做什么都提不起精神，经常把自己关在房间里。这样患者就很难晒到太阳，也就阻碍身体合成五羟色胺。抑郁症的症状因此愈发恶化，又导致患者更加不爱出门，长此以往陷入恶性循环，五羟色胺就越来越难合成了。

其次，抑郁症患者失眠后，会**因为睡眠不足导致五羟色胺达不到正常分泌量，从而导致抑郁症恶化，于是患者更睡不着了**。

抑郁症患者有了失眠症状后，一旦为了"助眠"喝酒，就会造成五羟色胺减少，也会加重抑郁症状。值得注意的是，处于这种恶性循环下的抑郁症患者很容易更加依赖酒精。

最后，抑郁症发病后如果有了食欲减退的症状，也会使得患者无法摄入足够的蛋白质，不能合成正常量的五羟色胺，加速抑郁症的恶化。

除了减少五羟色胺的分泌量，抑郁症还会造成其他的恶性循环，比如抑郁症可能会导致患者注意力不集中，无法顺利工作，这会让他失去周围人的信任，情绪更加失落。

此外，患者闭门不出就会与外界隔绝，这也会使其情绪更加低落，从而更加不爱出门，这又是一个抑郁症患者身上容易出现的负面螺旋。

▶ 是脑病而非心病

从某些方面来讲，老年抑郁症之所以比其他常见抑郁症更好治疗，是因为老年人的患病原因更加明确。病因弄清楚了，就可以迅速对症下药，治疗过程相对来说会更顺利一些。

多数情况下，老年抑郁症的病因是五羟色胺等神经递质分泌不足。

近几年针对这一问题，有一种药物被广泛使用，简单来讲它可以提高五羟色胺水平。服用这种药大概一个月左右，就可以观察到 60% ~ 70% 的患者症状有所好转。如果病情没有改善的话，就需要改服其他药物了。

如上所述，现在的抑郁症治疗多以药物疗法为主。

过去，人们认为抑郁症是"心病"，但现在很多人认为，这是一种"脑部疾病"。如今有些患者甚至**只需要用药 2 周左右，就可以恢复到原来的健康精神状态**。

在这里，我想向读者重申的是，现在没必要对"抗抑郁药"有过度的恐惧心理。

确实，以前有些抗抑郁药可能会造成副作用，比如便秘、异常口渴、心动过速等。但是，最近经常使用的药则很少有这种副作用，疗效也很好。通过服药缓解抑郁症的成功率提高了，就意味着抑郁症正从"心病"逐渐转为"身体疾病"。

除此之外，医生还有可能采用"认知疗法"来治疗抑郁症，也就是通过心理治疗来调整患者的认知状态，纠正不良认知。如果患者内心过于负面的认知或想法发生了改变，那么对未来的不安就减轻了，症状也会有所减轻。

但是，心理治疗不会让一个绝望的人短时间内就觉得幸福。一个人如果对一切都感到绝望，心理咨询师只能做到改善他的认知状态，让他觉得"这世上虽然有很多不好的事，但偶尔也是有好事的"。

这样的"认知疗法"对年轻患者是非常有效的，但对老年抑郁症患者的疗效却不是很可观。60岁以后，老年人的认知比年轻人更加固化，说白了就是比较顽固，思考方式不易改变。因为"认知疗法"对老年人没什么效果，所以对于老年抑郁症患者，更多是以药物疗法为主。

年轻人得了抑郁症以后，医生一般会建议患者以休养为重，这与对待老年抑郁症患者是截然不同的。这是因为老年人如果什么也不做，身心功能会逐渐减弱，患上老年衰弱综合征和老年失智症的风险就会增加。

治疗老年抑郁症需要患者适度休息，如果患者的精神状态好一点了就要带他出去转一转，注意避免老人"休息过度"。

老人患上抑郁症以后，周围人要注意不要让他感到孤独。如果老人是一个人住，就需要家人频繁拜访，尽可能让他有能交谈的对象，减少其"孤单一人"的时间。

像这样坚持治疗，很多患者从确诊后 3 个月左右开始，病情就能好转。

不过抑郁症容易复发，病情好转后的 4 ~ 6 个月内也会出现症状的反复。总体来说，病情会往痊愈的方向发展，但如果患者有工作，也可能会**因为病愈后重归社会而感到焦虑，让治疗前功尽弃**。

一般来讲，接受治疗一年后，病情就会稳定下来，患者可以重新回到工作中。但是，抑郁症是很容易复发的，因此患者还需要继续进行适当的药物治疗。如果患者觉得"应该已经没事了"而擅自停药，症状就会有很高的复发风险。

▶ 煲电话粥，击退孤独

那么如何预防老年抑郁症呢？我建议从以下三点入手。

第一，注意日常饮食，避免因缺乏营养而导致神经递质五羟色胺不足。

人体合成五羟色胺有一种必需氨基酸，就是色氨酸。这就需要我们平时注意补充肉类、大豆制品，尤其是肉类，可以提高五羟色胺水平。

也许有人担心"吃肉的话可能影响胆固醇"，但是胆固醇能够让五羟色胺更好地发挥作用，从而改善抑郁症病情。如果胆固醇水平过低，会导致体内的五羟色胺无法发挥作用，这就增加了患抑郁症的风险。所以，节食减肥时如果完全不吃肉类，不顾及饮食结构，那么对脑部健康会造成很大威胁。

年龄增长难免会造成食欲下降，即便如此，也要尽可能多地摄入多种多样的食物，达到营养均衡的目的。

而且，虽然老年人日常饮食多以碳水为主，但为了增强大脑活力还是需要注意平衡膳食的。越是年老，越需要**合理摄入各类营养，除了蛋白质、脂肪，也需要注意摄取维生素、矿物质等微量元素**。如果老人无法自主准备符合上述条件的三餐，也可以考虑请保姆或点外卖。

定好进食时间、规律地进食，是有助于预防睡眠障碍和抑郁症发病的。

第二，如果老人被确诊为抑郁症，或者感觉自己有抑郁倾向，那就需要戒酒了。这是因为酒精会使五羟色胺的分泌减少，加重抑郁症的病情。

抑郁症在多个国家的发病比例都是类似的，但自杀人数却不尽相同，究其原因，我有一个假设：自杀人数跟这个国家的人对于酒精的喜好程度有关。

酒精会大大增加自杀的风险，因为抑郁症患者很容易陷入酒精造成的恶性循环。他们为了从自己的抑郁情绪和失眠的困扰中得到一时的解脱，会选择用酒精麻痹自己。但是，**酒精会使五羟色胺水平降低**，患者喝的酒越多，抑郁症的症状就越严重，越有可能让人产生自杀的想法。

第三，能够预防抑郁症的方法，就是"多晒太阳"。阳光可以促进人体分泌五羟色胺和与睡眠息息相关的褪黑素，有助于提高睡眠质量。正是因为阳光能够改善抑郁症的病情，所以甚至有种治疗抑郁症的方法叫作"光疗"（光照疗法），简单来讲是给患者照射高强度光线。平时为了保证晒到足够的阳光，最好的办法就是每天坚持外出散步并多在室外运动。

除了以上三点，老年人的抑郁症预防还有重要的一点，就是避免与社会脱节。老年人感觉自己是社会的一员，就能消解孤独感，也能预防抑郁症。退休后，老年人可以再开始一项新的工作，学一门手艺或增加一个兴趣爱好，这些都能保持与社会和他人的相互联系。

　　如果因为某些原因无法与朋友相聚，我推荐大家"多煲电话粥"。预防抑郁症最有效的方法，莫过于与人交流。特别是正在独居生活、感觉自己有些脱离人群的时候，更要积极地与朋友通过电话聊聊天，避免孤独的感觉过于强烈。现在移动电话有很多类型的套餐，办理之后不用担心电话费过高，想聊多久就可以聊多久。

第 3 章　被低估的心灵之伤

▸ 被误解的"心理素质差"

最后，我想讲一讲容易患抑郁症的人的性格，大概可以总结为以下几个特征：

不懂变通、恪守规矩、责任感强、热衷工作、勤奋努力、习惯忍耐、比常人更加顾及周围人的情绪——简单来讲就是**严谨又责任心强的实干家**。这些人总是把面前的事归为自己的责任，总是由衷地觉得"我应该再多努力一些"，因此就容易得抑郁症。他们在感觉自己快要得抑郁症或者确诊抑郁症时，总是会发自内心地对自己的"病情"产生如下想法，而这些想法甚至会妨碍治疗，不利于对病情的控制。

▷ 得了抑郁症是因为心理素质差

▷ 做事情提不起劲是因为自身的懒惰

▷ 抑郁症是可以通过自己的努力预防的

此外，关于自己性格的主观臆想也会妨碍早期治疗。

▷ 我那么坚强，不可能得抑郁症

▷ 别人都说我很开朗，不可能得抑郁症

抑郁症是大脑运作出现问题而引发的，说得极端一点，这种病是因为神经递质减少而引起的，任何人都有可能患病。所以，请先明确一点，天生的性格和心理素质都不是抑郁症发病的原因。

第 4 章

积极生活，延长脑部寿命

——过了 60 岁就活得随性点

▸ "睡眠不足"让脑部如临大敌

　　本章要介绍的是"对大脑有益的生活方式"。具体来讲，就是如何应对因年龄增长引起的大脑老化，同时预防失智症和老年抑郁症的发病或延缓病情发展。

　　首先，就要说到"对大脑有益的睡眠方式"，因为**睡眠是预防失智症非常重要的一环**。即使在睡眠中，大脑也在运作。在睡眠过程中，脑脊液在大脑中循环，将积累的代谢废物排出大脑。

　　与该过程相悖的是，日本人的睡眠时间在逐年减少。例如，2007 年有不到 30% 的人睡眠时间不足 6 小时，但到了 2015 年，睡眠时间不足 6 小时的人增加到了 40%。时至今日，这个比例可能更高了。

根据日本厚生劳动省的调查，日本每 5 个人中就有 1 个人"对自己的睡眠质量不满意"。

如果像这样睡眠时间短、睡眠质量差，就会导致代谢废物无法顺利排出，堆积在大脑中。

事实上，多项研究表明，睡眠不足会加剧阿尔茨海默病的致病物质——β - 淀粉样蛋白的堆积。

比如，美国有一项研究表明，通宵熬夜的 20 人中有 19 人比正常睡眠的人堆积了更多的 β - 淀粉样蛋白。还有一项研究报告调查了大约 1000 名 65 岁以上的老年人，其中回答"睡眠不够"的老年人在 5 年后患老年失智症的人数更多。

从这些数据分析结果来看，大脑存在清除 β - 淀粉样蛋白的机制，但是要在平静阶段（睡眠过程）进行。

据说，美国的里根前总统和英国的撒切尔前首相在年轻时每天的睡眠时间只有 4 小时左右。这些

伴你老去的智慧

领导人不惜压缩睡眠时间也要勤勉刻苦，才成为大政治家，但不难想象，这种"睡眠负债"（长期睡眠不足）在日后也成了他们失智症发病的一大诱因。

那么，每天究竟应该睡多长时间呢？这个问题很宽泛，因为人的个体差异很大。不过，总体来说，建议人在步入壮年期后最好每天睡 7 小时，至少也要 6 小时。这里有一个较为陈旧的数据可供参考：2004 年，名古屋大学的研究者用 10 年时间对 11 万人进行跟踪调查，得出的结论是：睡眠时间在 6.5 ~ 7.4 小时的人群最容易长寿。

处于壮年期的人如果过于拼命而忽视了睡眠，没能达到这个睡眠时间，最终会导致 β - 淀粉样蛋白的积累，大大增加失智症发病的风险。

▸ 适量运动，保证睡眠

我年轻时，每天即便再忙也要保证睡够 6 ~ 7 小时。现在也是，坚持每天**晚上睡 5 ~ 6 小时，第二天午饭后再睡 1 小时左右的午觉**。

这里我想推荐几个提高睡眠质量的方法。首先是老生常谈——建议白天要进行适当的运动。

2020 年春天，我曾经担心很多长时间居家的人会出现睡眠障碍。比如由于远程工作而暂时不需要通勤后，人们就一直处于"动脑不动身"的状态，这必定会对睡眠产生不良影响。

如果感到运动不足，推荐每天进行 30 分钟左右的有氧运动。说是有氧运动，也没必要想得太难，在家附近随意散步也是可以的。

我以前不爱运动，直到 50 岁也几乎没有什么运动的习惯，但 <u>55 岁以后开始坚持每天散步 30 分钟左右</u>。从那之后，我的糖尿病指标得到了控制，睡眠质量也变得非常好。

另一个提高睡眠质量的方法，也许会让人有些意外，那就是比起晚上的生活，更要规划好早上的时间。

首先自然是进行"清晨日光浴"了。沐浴早上的阳光，可以促进体内分泌神经递质——五羟色胺，同时合成睡眠调节激素——褪黑素。

然后还要注意"早上吃好"。如果不吃早饭，自主神经就无法正常运作，人就很容易陷入失眠问题。当然，午饭和晚饭也应该规律进食。

第 4 章　积极生活，延长脑部寿命

同时，哪怕入睡困难，也一定不要依赖酒精。睡前喝酒一旦变成习惯，没有酒精，人就无法入睡，这就增加了酒精成瘾的风险。

▸ 细细咀嚼能预防大脑疾病

想要以"对大脑有益的生活方式"生活，与睡眠同样重要的就是饮食。在说"应该吃什么"之前，我想先讲清"咀嚼"的重要性。多项研究证明，咀嚼可以预防失智症，延缓失智症的病程。

首先，老年人保留牙齿的数量和老年失智症的发病率有着密切的关系。有一项针对 70 岁以上老年人的调查表明，大脑健康（没有得失智症）的人的牙齿数量平均为 14.9 颗，而"患有老年失智症或有失智症状"的人平均只有 9.4 颗。

而且，关于牙齿数量，也有相应的科学报告。报告表明，几乎没有牙齿的人与有 20 颗以上牙齿的人相比，前者失智症的发病风险高出了 1.85 倍。

还有很多数据能够证明口腔卫生对于预防失智症的重要性。比如，完全不注意口腔护理的人与经常进行口腔护理的人相比，前者失智症的发病率要高出 1.76 倍。不去牙科医院的人与常去检查的人相比，前者失智症的发病率要高出 1.44 倍。

近年有一个学说越来越权威，那就是"牙周病也是造成阿尔茨海默病的原因之一"。换言之，要想预防失智症，就要经常去牙科医院检查，坚持口腔护理。通过这样的方式尽量防止牙齿脱落及牙周病。

有些失智症患者的口腔确实是不太卫生的，因为得了失智症以后，患者逐渐忽视自己的仪容仪表和个人卫生，其中也包括口腔。

有报告表明，在口腔护理人员为患者清洁口腔后，其病情得到了改善。最近越来越多的医疗机构和护理机构将口腔护理加入失智症的防治方案中，正是因为他们考虑到了定期进行牙齿护理有助于改善失智症的病情。

那么，为什么牙齿的情况会与失智症有关系呢？

事实上，咀嚼这一行为是通过咬肌拉动牙齿进行的。咬肌发力时，血液会因为这种刺激流向大脑，加快了新陈代谢，也就能促进阿尔茨海默病的致病蛋白——β-淀粉样蛋白排出大脑。

在咀嚼时，牙周膜也承受了相应的压力。受到这样的刺激后，牙周膜会将信号传达给大脑，对大脑也就产生了刺激。

反过来说，如果牙口不好，咀嚼次数随之减少，大脑功能就会下降，因为无法通过咀嚼来刺激大脑的海马体和扁桃体等负责认知功能的部位。也就是说，人的**牙齿少了、失去咀嚼能力，就等于加入了失智症预备军**。

此外，咀嚼能力衰退后，吃起肉和蔬菜来就费

161

劲了，对于蛋白质、维生素和矿物质的摄取就随之减少，也就导致了神经递质五羟色胺的分泌量减少，最终就有可能增加失智症发病的风险。

因此，牙齿在预防失智症发病、延缓其病程方面起着至关重要的作用。从中年起，甚至从青年时期开始，就应该十分注意牙齿的保养。此外，步入老年以后，为了自己的肠胃，也为了自己的大脑，要在吃饭时细嚼慢咽。日本有个老广告里说"艺人的牙齿就像生命一样重要"，其实对于老年人来说，牙齿也像生命一样重要，说牙齿就是生命也不为过。

▸ 吃点想吃的东西，还能滋养大脑

日本现存时间最长的关于健康养生的书就是贝原益轩的《养生训》。自江户中期（1712年）该书发行以来，已经过了3个世纪，到现在可能很少有人通读过书中的内容，但可以确定的是，这本书到如今还在影响着日本人的健康观念。

简单来讲，贝原益轩主张"不可暴食、纵欲，节制才是健康长寿的秘诀"。我想，正是这种道德高尚的生活方式与将"忍耐"奉为美德的日本人品性相互契合，这本书才流传到了现在。

但是，从现代医学的角度来看，贝原益轩的主张已经偏离了养生的原点，现如今甚至可以称《养生训》为"劣书"。

比如，《养生训》中提到"应该少食""饮食适度"，反复提倡"节制"和"粗食"，但这样的论调作为养生指南很明显已经落后于时代了。显而易见的是，为了身体和大脑的健康，我们需要保证自己摄取足够的营养。

尤其对于老年人来说，"节制"和"忍耐"可能是致命的。"粗食"就是"粗茶淡饭"，指低热量、低营养的食物。一味只吃"粗食"，会加速大脑和身体的老化。

具体来讲，如果没有摄取足量的蛋白质、胆固醇、维生素等营养元素，人体的新陈代谢就会变差，也就加快了老化的速度。而且，要将体内的葡萄糖转化为能量，需要各种各样的营养元素。如果营养摄入不足，糖分就无法及时有效地转化为能量，只能以脂肪的形式囤积在身体里。有人觉得自己"已经吃得很少了还是胖"，就是这个原因。

伴你老去的智慧

当然我不是在推崇"暴饮暴食"，只是说过度禁欲应避免。比如，有人觉得"我胆固醇高，那就不要吃鲑鱼子和海胆""我血压高，那就不吃盐分高的东西"，这种完全禁欲的生活会导致精神压力越来越大，对大脑和免疫系统都会造成不好的影响。与其过度节制，不如想吃的时候就吃一点，这样能够促进大脑和免疫功能更好地运作。

在过去被人们推崇的"粗食"理念中，我认为最大的问题就是这种让人多忍耐、少吃肉的理论。我认为越是年老，越要在适量的范围内多吃肉。

肉类是脑部运作所必需的食物。肉类中所含的氨基酸等能够合成脑内神经递质——五羟色胺。

就像我在前文中所说的，五羟色胺不足会使人陷入抑郁状态，而五羟色胺充足就会让人心情愉悦。如果日常饮食远离肉食，很有可能会增加得老年抑郁症或失智症的风险。

另外，想吃甜食的时候也可以吃。随着年龄增长，人会逐渐喜欢甜食，这是正常的生理现象。年龄增长会使人体出现动脉硬化的现象，动脉管壁变厚了，如果不适当提高血糖，就很难将糖分输送到大脑。**大脑为了让体内的血糖值提高一些，就会使人更喜欢甜食。**

适度地吃自己想吃、爱吃的食物，可以提高免疫力，同时有助于预防抑郁症。养生指南里那些被画了"×"的食物，要是喜欢的话，稍微吃一点是没问题的。

在养生指南里那些不吃为妙的"红灯"食物中，咖喱饭就是极具代表性的食物之一，因为很多人觉得"要将血糖值维持在正常水平"就不能吃咖喱饭了。日本的咖喱中使用了小麦粉，吃咖喱饭就成了吃"小麦盖饭"，所以可能会导致糖分的过度摄入。

但是，从预防失智症的观点来看，咖喱饭是可以归为"绿灯"食物的。近年的科学研究逐渐发现，制作咖喱的香料之一——姜黄中含有的姜黄素有预防失智症的功效。而且，姜黄素还可以抑制阿尔茨海默病的致病原因——β-淀粉样蛋白的堆积。

此外，从免疫学角度来说，经常吃咖喱的印度人的阿尔茨海默病的发病率是美国人的1/4。姜黄素经过油脂烹调后更有利于身体的吸收，因此做成咖喱效果更好。

在这里，我不是说"大家要像印度人一样天天吃咖喱"，只是认为到了中老年阶段也没必要对咖喱"敬而远之"。如果喜欢吃咖喱又不想摄入太多糖分的话，那么可以喝浓度较低的咖喱汤，这样既可以享受美食又可以保持健康。

▸ 耳背以后应该怎么做

有一个医学期刊名叫《柳叶刀》，是世界四大综合性医学期刊之一。作为医学界的权威论文期刊，有很多位诺贝尔奖得主也曾在这本杂志上发表研究结果。

《柳叶刀》于 2020 年发表了"12 种可能导致失智症的危险因素"，并提出"注意这些可能导致失智症的危险因素，就有大约 40% 的概率能够预防或延缓失智症的病情发展（另外大约 60% 的概率可能出自不明原因）"。其中，该期刊还指出，风险最高的危险因素就是"听力障碍"。

可见，听力对于脑部健康是非常重要的。听力下降后，人就很难与他人顺畅地沟通，传向大脑的信息就随之减少，对大脑的刺激也变得贫乏，这就容易使大脑提前老化。

而且，听力下降导致与人沟通的难度加大，还可能会引起人际纠纷。为了避免纠纷，病人会倾向于远离人际交往，这也可能导致大脑活力下降。这种情况导致的大脑功能衰退，自然也会成为失智症的发病原因。因此，听力下降后是有必要尽快采取措施的。就像视力下降要戴老花镜，**听力下降自然要及时佩戴助听器**。

儿女在父母身边生活，如果发现父母"把电视机的声音开得很大"，或者"讲电话的声音非常大"，抑或"要求别人再说一遍的次数多了""回答问题的时候含糊其词"，就需要带父母去医院耳鼻喉科检查了。

▶ 社交是最好的脑部锻炼

"缺乏交流"是《柳叶刀》所提到的"12种可能导致失智症的危险因素"中的第四大风险。简单来讲，就是"如果缺乏社会交往，失智症的发病风险就会增加"。

我也觉得与人交流是最好的"脑部锻炼"。

与人对话的时候，需要及时理解对方的语言并回复恰当的内容，因此就需要我们从记忆的库存里搜索出适当的信息，并且用通顺、合理的语言表达出这个信息。为了完成这一连串的工作，人体需要使用大脑中各种各样的部位来参与这个过程，这样的锻炼就成了大脑的"抗衰运动"。

日本国立长寿医疗研究中心的研究小组针对约

14 000 名 65 岁以上的老年人进行了长达 10 年的调查研究。调查显示，相比那些与社会几乎没有联系的老年人，满足"目前有配偶""同住的家人会提供帮助""与朋友保持联系""经常参加当地的集体活动""目前有工作"这 5 项条件的老年人，其失智症的发病风险降低了 46%。

也就是说，以各种形式保证与社会的联结，充分进行《柳叶刀》中所提到的"交流"，就能降低失智症的发病风险。

因此，老年人在做好防护的前提下，**应该多出门，多与人见面，多进行交流**。这些都是为了保护大脑和生命而进行的必要工作。

从我的临床经验来看，老年人开始沉默的时候是最容易得失智症的时候。人一旦不再开口说话，大脑的输出功能就会立即开始衰退。

所以，老年人不要担心"跟不上人家的话

题""要是说得不好该多丢脸",大可以轻松开口,畅所欲言。既然要防止大脑功能衰退,那就要把"沉默是金"放在一边,拿起"雄辩为上"的原则,不要做"沉默枯坐的老人"了。

在与他人对话时,我建议老年人可以偶尔赞美一下对方。因为"赞美别人"这一行为需要用到大脑。首先,要发现对方的优点就需要认真观察,集中注意力才能挖掘到对方的"夸点";其次,**需要组织适当的语言去夸奖**,**这一系列工作对大脑来说是非常有效的锻炼**。

另外,夸赞了别人,对方会笑逐颜开,自己也会有好心情。赞美不仅能够令对方的大脑愉悦,也可以提高自己的多巴胺分泌量,这就能够促进大脑活化了。

▶ 越是秋冬，越应该积极出门

在北欧地区，很多人一到冬季就会出现抑郁倾向。冬季，离北极圈较近的地区日照时间极短，极夜时还会有一段时间暗无天日。这段时间里，冬季抑郁症的发病率就会提高。但是，一旦季节变换，到了春天，日照时间变长了，又会有一部分人的情绪稳定下来。

日本也一样，秋冬期间，有些人多少会觉得"情绪低落，做什么都没有干劲"，只是人数没有北欧地区那么多而已。之所以会发生这样的变化，是因为人们在秋冬两季经常待在家里，晒太阳也不如春夏两季多。

冬季抑郁症的发病与"生物钟"的紊乱也有关

系。生物钟受大脑下丘脑的视交叉上核控制，这个部位能够接收到阳光的刺激。如果没有阳光的刺激，人的生物钟就会陷入紊乱，神经递质就无法正常分泌。

此外，人体在经过阳光照射后会生成维生素D。维生素D有"钙的搬运工"之称，而钙具有稳定心神的作用。也就是说，如果不接受阳光照射，就无法将钙供给人体中需要钙的部位，人的情绪就很难安定下来。

为了避免这一情况，**在秋冬这样日照量较少的季节，应该有意识地去室外活动**。

首先，早上起床后应该打开窗帘，让阳光照进室内。其次，在太阳照射期间（尽量在上午）出门散步，让全身都接受阳光照射。通过这样的方式适度进行日光浴，可以维持大脑的健康状态。

▸ 肌肉量决定脑部年龄

之前提到过"为了提高睡眠质量，应该适当运动"，包括有氧运动（主要是散步）在内的运动都可以对大脑产生直接而积极的影响。运动越充分，好处就越多；身体动起来，大脑也会跟着动起来。

世界卫生组织（WHO）于 2019 年发表了《降低认知衰退和失智症风险指南》。这项指南可以说是世界各国经研究得出的预防失智症的"集大成"之成果。在 WHO 强烈推荐的预防措施中，最先提到的就是"身体活动"（运动）。说白了，就是运动能够有效预防失智症。

虽然已经说了很多遍，但在形形色色的运动中，我想推荐给老年人的运动还是走路，因为走路不仅能锻炼腰腿，还能锻炼大脑。

肌肉系统占体重的很大一部分，其中有一处感觉神经末梢，名为"肌梭"。走路的时候，身体不仅要用到腿部的肌肉，也会用到其他部位的很多肌肉，肌梭受到刺激，就会将刺激传递给大脑，并由此激活大脑。

但是使用肌肉并不一定要通过大量运动。所以，我推荐大家在散步的时候，只要根据自己的喜好到处走走就好。

比如，"出门买东西""出去跟朋友吃饭""出门上培训班""出去看演唱会、听相声、看棒球比赛等"，总之只要能让自己开心，出门走路的目的可以自己来定。

像这样，轻松地迈开腿，让自己动起来，就能自然而然地增加流入大脑的血液量。血流量增加了，就等于给大脑供给了大量的氧气。大脑接收了大量的氧气，就能更有活力。

一个身体健康的人**到了 70 岁，肌肉量会减少到 20 岁时的一半左右**，这样的肌肉量很可能会导致人摔倒或卧床不起；但如果多加锻炼，80 岁的人也能增加肌肉量。

我养成散步的习惯以后，除了更健康，写的书也卖得更好了。《百岁生活》这本书引发了热烈讨论，甚至还登上了新书畅销榜前十位，而我写的七本书都进入了这个榜单，可谓是空前绝后，真的让我喜出望外。

也许这也是我爱上散步以后的回报吧（笑）。我想，通过走路，大脑变得更活跃了，走到外面也能够接收到各种各样的刺激，这些刺激又能够让大脑更有活力。

我之所以会养成走路的习惯，是因为我 55 岁以后接二连三地生病。58 岁时，正常值应低于 110mg/dL[①]的空腹血糖值忽然升到了 660mg/dL。因此我才开始走路，现在空腹血糖值已经降到了 200mg/dL 左右。

　　正是因为这件事，我今后也打算通过走路这一经济、有效的方法来对抗自己的衰老。

---

① 　血糖值 1mg/dL≈0.056mmol/L。——编者注

伴你老去的智慧

▶ 老年人也可以开车

我经常说，老年人没有必要轻易注销自己的驾照。

2021 年日本的调查数据显示，在交通事故中，第一当事人（造成损害最大的责任人）年龄占比最大的是 16 ~ 19 岁[①]（平均每 10 万人造成事故 1043.6 件），其次是 20 ~ 24 岁（平均每 10 万人造成事故 605.7 件），最后才是 85 岁以上的高龄老人（平均每 10 万人造成事故 524.4 件）。

还有，25 ~ 29 岁和 80 ~ 84 岁人群造成事故的比例基本相同；75 ~ 79 岁人群造成事故的比例低于

[①] 16 岁是日本考取轻型车驾照的最低年龄限制。——编者注

第 4 章　积极生活，延长脑部寿命

25 ～ 29 岁人群；70 ～ 74 岁人群造成事故的比例低于 75 ～ 79 岁人群；而刚刚步入老年阶段的 65 ～ 69 岁人群造成事故的比例低于 30 ～ 34 岁人群。

所以，根据这些数据，**比起让老年人注销驾照，让 16 ～ 29 岁的年轻人注销驾照会避免更多的交通事故**。

然而，人们之所以总是觉得"老年人驾车很危险"，想必是因为老年人驾车导致的交通事故总是被媒体大张旗鼓地报道吧。虽说不是假新闻，但我认为这种报道还是未能坚持客观、实际的态度。看到这样的报道，舆论往往一味要求老年人注销驾照，从而侵犯了老年人使用交通工具出行的权利。老年人如果注销了驾照，失去了交通工具，活动范围就会大幅缩小，这样会导致老年人的社交范围变小，生活质量也随之下降，大脑的功能自然会衰退下去。

在这个过程中，老年人的身心会发生什么变化

伴你老去的智慧

呢？日本国立长寿医疗研究中心发布过一份研究报告，提出"65 岁以上的老年人不再驾车后，发展为需要看护状态的风险比没有停止驾车的老年人高出约 8 倍"。

筑波大学的科研小组也有一份调查报告，显示停止驾车的老年人在日后发展为需要看护状态的风险，比没有停止驾车的老年人高 2.16 倍。

事实上，如果老年人因为不再驾车而减少出行，不仅会导致大脑（认知功能）缺乏锻炼，腰腿功能也会变差，这大大增加了老年人摔倒后发生大腿骨骨折等伤病的可能，甚至可能导致老年人再也无法走路。打个不太好的比方，双手离开了方向盘的老年人，有更大的可能"双脚也会离地"。

根据 2021 年的数据，日本有大约 27.9 万名年满 75 岁的老年人主动注销了驾驶证。也就是说，有将近 28 万老年人有很大的可能面临患上失智症或需要看护的风险。

2009 年 6 月，日本规定 75 岁以上的司机更新驾照时必须进行"认知功能检查"。从那时起，我一直呼吁老年人不要轻易注销自己的驾照，但人微言轻，日本政府每年制定的政策还是在提高老年人更新驾照的难度。

我认为这个政策是不正确的，可是我爱莫能助，老年人的健康风险今后还会因为这个政策愈演愈烈。

▶ 关于老年人驾驶的建议

我说以上这些，不是要求老年人即使到了90岁、100岁高龄还要坚持驾驶，只是建议尽量坚持下去。当然需要强调的是，不管是谁，都有一天需要注销驾照。

关于注销驾照，日本只有"可以继续驾驶"和"完全无法驾驶"两个选项，但我认为可以多设置几个选项。其实在欧美地区，有些国家会针对老年人**颁发适用不同驾驶距离和范围等不同驾车场景的限制性驾照**。

遗憾的是，日本没有这种驾照制度，但我认为如果老年人觉得自己"对驾驶没有自信了"，可以根据自己的判断来把驾照想象成"自用限制性驾照"。

不要短期内忽然放弃驾驶，而是自发地限制自己的驾驶场景。

比如，感觉自己视力不太对劲了，就规定自己"只能在阳光充足的时候开车，晚上坚决不开车"；要是觉得驾驶技术完全退步了，那就下决心"只能在天气好的时候开车，雨天坚决不开车"。

除了自己规定开车的场景，也可以规定自己开车的范围和路径。比如"只有去附近买东西的时候可以开车""只有去医院的时候才能开车"，像这样在容易驾驶的日子，走烂熟于心的路径，发生事故的概率就会大幅降低。

另外，交通方面的专家指出，能否防止事故发生，说到底取决于"踩刹车的能力"。发现危险的瞬间，敏感性高的神经反射能够让脚快速踩下刹车，即使发生撞击，也能降低交通事故造成的损害。

所以，如果对自己的驾驶技术没有信心，也可以尝试将自己的车换成"安全辅助汽车"。

这种汽车装有"自动紧急刹车系统"（主动刹车安全系统）、"油门误踩纠正系统"（错误地将油门踏板当作刹车踏板使用时，控制发动机输出的装置）等辅助系统。虽然不能盲目相信这些技术，但其安全性的确高了很多。我听说，如今日本已经有8家公司研发出120种以上安全辅助汽车了，所以选择很多。

围绕驾驶这件事，我想提出的建议可能会让大家有些意外，那就是"经常洗车"。

在实施问卷调查后，我发现越来越多的老年人"没有以前那么在意车上的污渍，所以不怎么洗车了"。确实，年轻的时候大家都想"装酷"，老了之后则觉得没有必要再注意形象，洗车也成了一件麻烦事。我到了花甲之年以后特别能理解这种心情。

但是，如果老年人因为怕麻烦而懒得做事，包括不想洗车，这种运动缺乏就可能导致认知功能下降。洗车是项不错的运动，在阳光下洗车还能顺便晒一晒太阳，对于身心都是很有好处的。

当然从交通安全的角度来看，**好好擦车，尤其是把车窗玻璃擦干净**也是对自己安全的保障。随着年龄增长，老年人视力下降，视野也变窄了。把车窗玻璃擦干净能够保证自己有清晰的视野，这也是预防交通事故发生的必要条件。所以说，洗车这件事，不仅能让车变干净，还有很多意想不到的效果。

▶ 延长脑部寿命的"20个关键词"

在本书的最后，我想总结"20个关键词"来介绍延长大脑寿命的方法。

就像我之前所说的，从病理学上讲，人类大脑的老化从40多岁就已经开始了。但是，**大脑在人类的器官中也称得上是相当顽强的器官**。每天坚持使用大脑，做些让大脑活跃起来的运动，大脑就不会轻易衰老。我们现在还没有能够完全预防失智症的方法，但预防大脑老化的方法还是有的。我相信在不久的将来，科学也会证明，这些预防大脑老化的方法与降低失智症发病风险的方法如出一辙。

所以，我将保持大脑健康的心得总结成了"20个关键词"。当然，大家没有必要对每个活动都进行挑战，但如果能从中找出一两个能做到的、想做的来付诸实践，还是能切实延长大脑寿命的，同时有助于降低失智症的发病风险，或延缓失智症的病情发展。

玩乐
人生进入新篇章，玩才是正事

爱尔兰剧作家萧伯纳说过："我们不是因为变老而停止玩乐，我们是因为停止玩乐才会变老。"

我觉得这句话简直就是真理。其实，我认为之所以有很多人在 82 ～ 83 岁开始出现失智症状，正是因为面对"80 岁一道坎儿"，很多人在心理上退缩了，觉得"都 80 岁了，别玩高尔夫了""都 80 岁了，兴趣爱好就放下吧"。请放下"都多大岁数了还 ××，是时候放弃"的想法，趁还能继续玩乐的时候，全面发动身体和大脑的各项功能，尽情地享受吧！

唱歌

唱歌就是吸氧

去视唱空间（KTV）唱歌时，如果你觉得唱完出门时比进门时更有精神了，相信我，那不是错觉。唱歌的时候，人会大口地吸入空气，能为全身包括大脑输入大量的氧气，为身体带来活力。你之所以觉得更有精神了，正是因为大脑和身体真的被激活了。

从这个观点看，**唱歌是让自己保持活力的最简单的方法**。练几首自己喜欢的拿手曲目，既可以让大脑和身体更健康，又能释放平时积累的压力。

绘画

画画能刺激五羟色胺分泌，预防抑郁症

画家中有不少寿星，很多人年逾百岁还在不断地发表自己的绘画作品，这是因为绘画能够对大脑产生多种多样的积极影响。

首先，想要写生就要去野外，到处走走，寻找适合画出来的风景，这不仅能让人锻炼身体，还能通过晒太阳促进神经递质五羟色胺的分泌。观察写生对象、灵活使用画笔，也能起到激活大脑的作用。

日本新闻评论员安藤优子分享过她的看护经验，她说自己失智症晚期的母亲，在美术治疗师的指导下坚持绘画（通过绘画创作、作品分享等活动来达到心理诊断和治疗目的），安稳地度过了自己的晚年。

针对抑郁症，同样有一种"绘画疗法"，把精神集中在画笔上，可以让人有效地发泄抑郁情绪并释放平时积累的压力。

打扮
追求时尚是自己就能做到的"行为疗法"

"我都这个岁数了，还打扮什么啊"——这样的"自我约束"会加快大脑的衰老。我认为，越是年老，越要注意多打扮自己，因为穿了好看的衣服，就会想待在跟衣服相称的地方，这样能促使自己出门。这种"成年人的奢侈"可以**扩大老年人的行动范围，使心态年轻化，从而让大脑恢复活力**。

其实，这在心理治疗中被叫作"行为疗法"，基本原则就是"通过改变行为来改变心理状态"。所以，偶尔买件奢侈的衣服，给自己来次"盛装出行"，能让心灵恢复年轻。

饲养
养宠物能让身心更积极

不管是从我的临床经验来看，还是从护工的报告来看，饲养宠物的老年人精神更稳定，心态也更好。也许通过跟动物讲话、感受动物的体温，老年人可以摆脱孤独，这样就很难感到自己远离社会了。

特别是因为配偶等近亲突然去世而导致"对象丧失"后，宠物可以弥补这种心灵的空缺。

还有一点，养狗就需要遛狗，每天带狗出去散步，就等于每天都会做简单的有氧运动。不过，狗也是有不同性格的，有些狗会到处乱跑，也有些不太爱动，所以带狗出去散步也不代表遛狗的人做了足够的运动。即便如此，我还是觉得随便出去走走也比完全不出门要好多了。

观赏
文体活动能让大脑更有活力

电影、戏剧、曲艺和运动等观赏活动能够有效预防失智症。接触文体活动是一种非日常性的体验，可以为大脑带来良性刺激。

看电影时，为了让大脑更好地接受良性刺激，**最好不要通过电视看老作品，而要去电影院看新作品**。前额叶会对新奇事物产生反应，在脱离日常生活的空间里观赏新作品，是可以激活大脑的。

另外，要想在非日常性的空间里观赏文体活动，就需要出门，这样也能锻炼身体。

深呼吸
10 秒让大脑恢复活力

如果心烦意乱，或者心里感到有压力，可以试试伸个大大的懒腰，做个深呼吸。只需要花 5 ~ 6 秒伸一次懒腰，重复两三次，就可以让大脑轻松下来。通过这样的深呼吸，能向大脑输送大量的氧气，有助于激活大脑。

推理
脑子越用越灵

为了不让大脑"生锈"，可以培养自己每天思考"为什么"的习惯。比如，看报纸的时候，可以思考"为什么会发生这种事呢"。自己提出问题，自己思考答案，能够有效预防失智症。

消费

花钱的过程就是动脑的过程

"花钱"这件事，是需要动脑子的。为了在符合预算的情况下得到最大的满足，需要运用大脑的各个部位，从各个角度思考如何花钱。因此，"花钱"是一项考验计划能力的创意型工作。

而且，花钱的时候能获得店员的恭维，还能更好地关爱自己。这样的愉悦体验可以提高身体的免疫功能，预防抑郁症。

在离开这个世界的时候，钱是带不走的。利用这笔钱，偶尔来次"成年人的奢侈"，让大脑重返年轻状态吧！

种植

农业就是脑业，栽培植物要用脑

在院子里或自家的菜园里种些蔬菜和花草，就能跟植物一起晒到太阳。正如之前所说，晒太阳可以促使大脑分泌五羟色胺。

培植这些花草、蔬菜是一项需要动脑的工作，甚至可以说"农业就是脑业"。在与大自然有关的工作中，经常会发生意想不到的事情，这就需要前额叶去运作了。

此外，花草等植物还拥有让人放松的力量。近年，医疗、看护机构开始关注花草的治愈功效，引入了"花卉疗法"。因此，种植花草、蔬菜可以达到"一举多得"的效果。

旅行

未知和意外都能让大脑恢复活力

出门旅行，毫无疑问需要让大脑"动起来"。在未知的环境里，好奇心自然会增强，观察能力和注意力也会相应地得到锻炼。

在这里我有一个建议，如果想更好地激活大脑，最好不要选择旅行社全程包办的旅行。**自己做计划，自己下判断，享受旅行中一连串的"意料之外"**，这可比有导游的旅行有趣多了，也更能促使大脑恢复活力。

如果年轻时就憧憬一场"流浪之旅"，现在开始也不算晚。趁着现在还健康，去开始这场长大后的"流浪"吧。可能有人会觉得听着就累，想都不想就放弃了。我建议可以先走出家门，累了赶快回家就好。

点菜

通过方方面面的设想来做出选择，从而预防失智症

出门与朋友吃饭时，难免要在餐饮店点单，我建议不要把这项工作交给别人，加入点单的行列吧。如果连点菜都交给别人的话，大脑就容易不断地衰老。哪怕只选一种自己想吃的食物，也有助于通过这种行为来激活大脑。

戒酒

具有严重抑郁倾向的人应严格禁酒

酒，有时是治疗大脑和心灵的"药"，有时也会变成"毒"，还是少喝为妙。过度饮酒会使五羟色胺的分泌量减少。尤其是在心情不好的时候，一定不要

喝酒，因为喝酒会加重抑郁状态。还有，自己在家喝酒时很容易对酒量失去把握，这也是需要注意的。

独居
一个人住反而不容易加重抑郁症

在部分地方，有很多老年人已经明显出现失智症的症状，却还在一个人快乐地生活着。不依赖家人的独居生活需要老年人自主使用大脑和身体，这样能够延缓失智症的病情。**所以，独居不全是坏事，也是有很多好处的。**

微胖
其实稍有赘肉才能更长寿、更有活力

胆固醇是构成大脑和身体其他部位细胞膜的重

要成分。如果胆固醇不足，细胞就很难发挥一系列生理功能。如果只是"微胖"的话，那就不需要减肥了。"瘦才是健康"本来就是谣言，因为营养不良的人是不会长寿的。各种研究、调查都表明，适当地胖一点才能延年益寿。

乐观

确诊失智症也能享受人生

养成对待任何事都能保持乐观思考的习惯，就能过上远离抑郁的生活。让自己的脑子里充满"开朗、快乐、积极"的情绪，有助于让大脑保持健康的状态。

即使确诊了失智症，也不要悲观，不要绝望，不要觉得"这辈子完了"。就像之前所说，失智症的病程发展很慢，患者在患病初期还可以做到很多事情。**凡事都觉得"总会有办法的",这种开朗、积极的思考更能延缓失智症的病程**。就算不能达到最好的效果,至少能够降低并发抑郁症的风险。

做饭

做饭是绝佳的脑部锻炼,能做饭就多做吧

做饭时,要考虑菜色和做菜程序,还要调整火候、控制调味料的用量等,这些都需要动脑思考。此外,做饭还需要动手,这也是很好的脑部锻炼。我建议只要还会做饭,就一直坚持做下去吧!

恋爱

喜欢一个人能让大脑和身体都返老还童

人一谈恋爱,就会有种重返青春的感觉。当我

们喜欢一个人时，就没有工夫得失智症了。如果你觉得恋爱"没个大人样""不成体统"，只是因为大脑开始老化了。在不给家人添麻烦的前提下，尽情地表达爱意吧!

争论

争论在任何年龄段都是力量型训练

偶尔与人发生争论，可以**为大脑的输出训练提供绝佳的机会**。

当然，我们不能见人就吵，见到可以推心置腹的老朋友时，可以暂时放下老年人的负担，尽情地跟朋友争论到底。这种正向沟通比只是"忆往昔"更容易对前额叶产生积极刺激。

欢笑

增强前额叶的血液循环，提高免疫力

最后一个"预防大脑老化的关键词"就是欢笑。关于欢笑对失智症影响的科学研究有很多，结论都指向"爱笑的老年人患失智症的概率更低"。举个例子，有报告显示，基本上不笑的人与每天都笑的人相比，前者认知功能下降的风险是后者的 2.15 倍。

欢笑能提高免疫功能，增加前额叶的血流量，消除抑郁情绪。所以 70 岁以后，为了把失智症挡在门外，经常笑笑吧！